¿cómoves?

El VIH/sida

Carmen Soler Claudín

Juan Mauricio Ramos

Dirección General de Divulgación de la Ciencia

Universidad Nacional Autónoma de México

La colección *¿Cómo ves?* busca presentar a los jóvenes temas fundamentales de su interés, tratados de manera breve, clara y rigurosa, pero no por ello menos amable.

El propósito es ofrecer títulos en los que el público encuentre respuestas a interrogantes nacidas de experiencias y reflexiones cotidianas; es decir, se trata de acercar a los lectores jóvenes a la ciencia y demás disciplinas que constituyen la cultura.

Dirección General de Divulgación de la Ciencia
Universidad Nacional Autónoma de México

Julia Tagüeña Parga
Directora General
Juan Tonda Mazón
Subdirector de Medios Escritos
Rosanela Álvarez Ruiz
Jefa del Departamento de Libros

Asistente editorial
Kenia Salgado Sánchez
Diseño original de la colección *¿Cómo ves?*
Azul Morris
Portada
Autorretrato, de Cynthia Martínez Benavides, collage tinta-gouache-grafito-masonite, 2003 (donación en ayuda a personas con VIH).

Primera edición
Noviembre de 2006

ISBN 970-32-3876-9

Índice

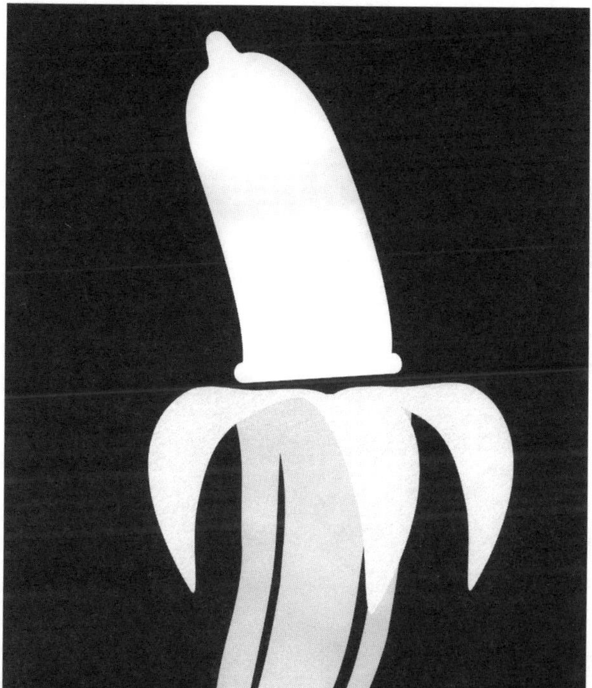
Con condón... el sida te la pela
Si quieres información, acude a tu Centro de Consejeria y Diagnóstico Voluntario
Llama a Locatel 5658 1111

Introducción

El virus de la inmunodeficiencia humana (VIH) ha provocado una epidemia de sida que se ha propagado a todos los rincones del mundo, está provocando el retroceso de importantes avances en el desarrollo, acabando con millones de vidas, ensanchando las diferencias entre ricos y pobres, y socavando la seguridad social y económica.

Más de la mitad de las nuevas infecciones por el VIH que se producen afectan a jóvenes de 15 a 24 años de edad. Los jóvenes están en el centro de la epidemia mundial de VIH/sida porque, al mismo tiempo, son la mayor esperanza en la lucha contra esta enfermedad.

Aunque generalmente hemos oído hablar del sida, muchas personas no saben cómo se transmite el virus y no creen estar en riesgo de contraerlo. Los que saben algo del VIH no suelen protegerse, es decir, no adoptan comportamientos seguros.

Es preciso entender que los factores que aumentan la vulnerabilidad al VIH están profundamente ligados a prácticas y creencias sociales y culturales, la mayor parte de ellas del ámbito íntimo, personal y privado.

Hay que entablar un diálogo abierto en torno a este problema, aprender el uno del otro –los jóvenes de los jóvenes, los jóvenes de los adultos, los adultos de los jóvenes, los adultos de los adultos, los VIH negativos de los VIH positivos– en cuestiones de respeto, participación, protección contra la infección y contra el miedo y el estigma que rodea a esta enfermedad.

Algunas cifras. Impacto de la epidemia

Los reportes de ONUSIDA, a finales de 2005, indicaban la existencia de 38.6 millones de personas viviendo con VIH en el mundo. Se estima que en el año anterior se produjeron más de 4.1 millones de nuevas infecciones, de las cuales 700 000 son en menores de 15 años. También perdieron la vida como consecuencia del sida aproximadamente 2.8 millones de personas.

La epidemia no es homogénea en todas las regiones, ya que se observan grandes variaciones entre países y en el interior de éstos. Casi dos terceras partes de las personas viviendo con VIH se encuentran en África Subsahariana y más de la mitad de ellas son mujeres. En esta región, más de 7 de cada 100 personas están infectadas y ocurren 77% de las defunciones mundiales. Curiosamente estos datos han tenido un impacto negativo en las acciones emprendidas por otros países, ya que consideran que el VIH/sida es un problema africano y no tienen por qué preocuparse en otras regiones. Así, la epidemia está emergiendo en otras áreas con muy poco control.

En México el registro oficial que se lleva es de personas que tienen sida, y no se reportan las personas que están infectadas y que aún no desarrollan la enfermedad, lo que hace parecer a la epidemia como de menores proporciones, cuando que las cifras que reportaba el Registro Nacional de Casos de Sida a finales de 2005 era de 98 933. En realidad, debemos considerar que según las estimaciones podemos hablar de más de 180 000 personas infectadas.

Las mujeres jóvenes son quienes corren mayor riesgo. En el decenio de 1980 el VIH/sida afectó desproporcionadamente a los hombres. Ahora, el rostro de la epidemia es cada vez más el de una mujer joven. Las mujeres de entre 15 y 24 años de edad tienen 1.6 veces mayor probabilidad que los hombres de la misma edad de estar infectadas con el VIH. En África, al sur del Sahara, la proporción

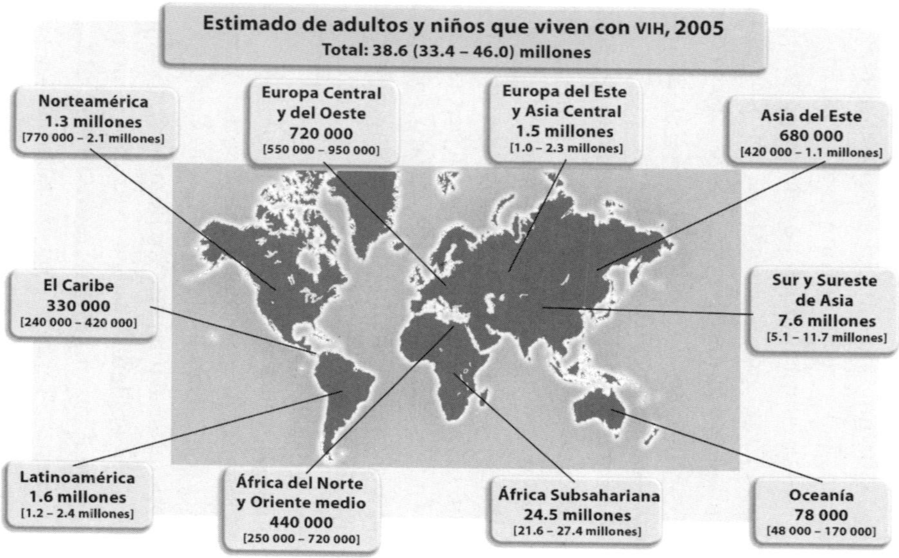

Fuente: Onusida, 2005.

de mujeres a hombres entre los jóvenes infectados es de 3.6. En el Oriente Medio y el África Septentrional, 70% de todos los jóvenes que tienen VIH son mujeres.

Las mujeres son más vulnerables a la infección que los hombres por razones biológicas, socioculturales y económicas, pero los adolescentes y las jóvenes enfrentan riesgos adicionales. Por ejemplo, el aparato reproductor de las niñas menores de 14 años es más susceptible de desgarramiento debido a que no ha llegado a la madurez, lo que aumenta el riesgo de infección con el VIH y otras infecciones de transmisión sexual. Las mujeres más jóvenes y las niñas son esencialmente vulnerables a la violencia y la explotación sexuales, y están en posición desventajosa para negociar los términos de las relaciones sexuales, inclusive el derecho a decir "no" y a insistir en la utilización de condones.

¡Es sólo un virus!, ¿qué sabes de él?

Podemos deducir, reconstruyendo el pasado prehistórico, que algunos de los virus modernos estaban asociados con los primeros precursores de los mamíferos y co-evolucionaron con los humanos; otros, sin embargo, entraron a la población humana recientemente.

Las leyes en Mesopotamia describen las responsabilidades de los propietarios de perros rabiosos desde 1 000 años antes de nuestra era. De esa misma época hay jeroglíficos egipcios que ilustran lo que parece ser la consecuencia de infecciones por virus de polio. Otras enfermedades virales conocidas desde tiempos antiguos son la viruela, las paperas y la influenza. La fiebre amarilla se describió cuando los europeos descubrieron África. Algunos virus que eventualmente se establecieron en las poblaciones humanas fueron transmitidos originalmente por animales, igual que hoy en día continúa sucediendo.

Los humanos no sólo hemos sido sujetos de enfermedades virales a lo largo de nuestra historia, sino que hemos manipulado estos agentes aun antes de conocerlos.

El primer reporte de un agente patógeno menor que cualquier bacteria conocida apareció en 1892, cuando el científico ruso Dimitrii Ivanowsky observó el agente causal de la enfermedad de mosaico en el tabaco, el cual no se podía eliminar usando filtros de porcelana que eliminaban las bacterias.

La característica fundamental de los virus es su dependencia absoluta de un hospedero vivo para reproducirse, lo que los hace parásitos obligados.

Se cree que el VIH se introdujo en la población humana entre 40 y 100 años atrás, y probablemente haya sido transmitido por chimpancés. Sus efectos patogénicos se describieron a principios de los ochenta, y ya para 1983 se reporta el aislamiento de este agente patógeno.

Microorganismos que causan infecciones de transmisión sexual

Los microorganismos pueden producirnos infecciones respiratorias, intestinales, generales, de transmisión sexual, y otras, debido a que los agentes causales tienen preferencia por algún

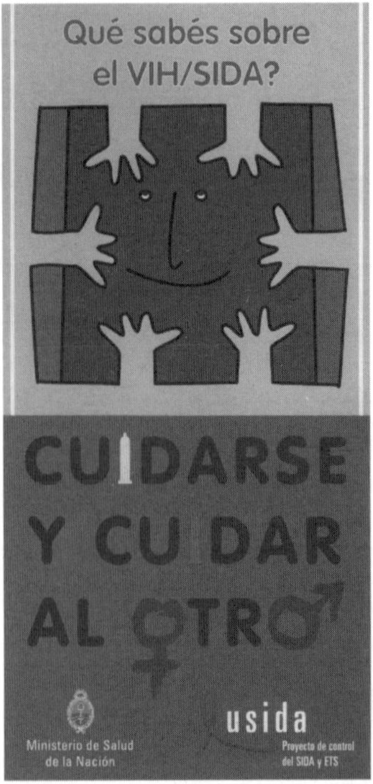

órgano de nuestro cuerpo para reproducirse.

Las infecciones de transmisión sexual (ITS) son causadas por microorganismos que entran en nuestro cuerpo al tener relaciones sexuales con alguien que las padezca. Antes se conocían como enfermedades venéreas o secretas, y son causadas por bacterias, parásitos o virus.

Las ITS suelen causar molestias, aunque algunas de ellas pueden pasar desapercibidas, sobre todo para las mujeres, debido a que no ocasionan síntomas. Pero ante cualquier malestar, se debe acudir a una revisión médica. Sus manifestaciones son muy variadas y no son iguales en hombres que en mujeres.

El riesgo de contagio puede presentarse a partir de una sola relación sexual con alguna persona

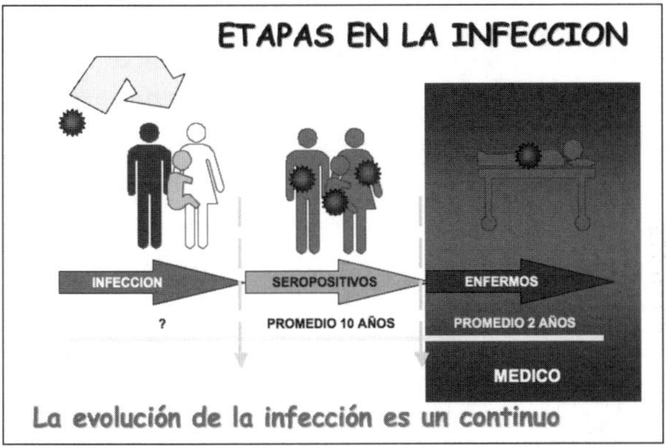

infectada; sin embargo, es importante saber que las infecciones de transmisión sexual se pueden prevenir. Está reportado que la presencia de otras ITS facilita la transmisión y contagio del VIH, en particular las ITS que producen úlceras genitales o inflamación. Por ejemplo, la gonorrea, las tricomonas y la clamidia aumentan entre tres y cinco veces el riesgo de transmisión del VIH.

A continuación se enlistan las ITS más comunes, los síntomas que presentan tanto en hombres como en mujeres, y la importancia que tienen.

Producidas por bacterias

Gonorrea

Síntomas en la mujer: Puede no haber síntomas

o tener un flujo blanco-amarillento, ardor y dolor al orinar, y comezón en los órganos sexuales.

Síntomas en el hombre: Después de tres días puede presentarse una secreción blanco-amarillenta por la uretra, ardor y dolor al orinar.

Importancia: Puede causar infección al bebé durante el nacimiento si la madre no recibió tratamiento adecuado, produce ceguera en el niño y puede llegar a ocasionar esterilidad. Es curable.

Clamidia

Síntomas en la mujer: La mayoría de las mujeres no tienen síntomas. Algunas pueden tener flujo vaginal y dolor al orinar.

Síntomas en el hombre: Después de siete o 15 días sólo la mitad presenta síntomas, que en general son dolor al orinar o secreción acuosa en el pene.

Importancia: Produce infertilidad en el hombre y en la mujer. Infecciones en ojos y pulmones en los recién nacidos. Es curable.

Sífilis

Síntomas en la mujer y en el hombre: Una herida en forma de úlcera en o alrededor de los genitales. Indolora, puede desaparecer sin tratamiento.

Pueden pasar varios años para que aparezcan nuevos síntomas en la piel, malestar general, fiebre, dolor en los huesos, en las articulaciones y en los músculos, salpullido. Si no se trata, la enfermedad sigue avanzando.

Importancia: Puede afectar el corazón, la columna vertebral y el cerebro. Las complicaciones son incapacitantes y a veces mortales. Es muy grave para el feto en desarrollo. Es curable en cualquier etapa que se detecte.

El chancro blando, el granuloma inguinal, el linfogranuloma venéreo y la uretritis también son enfermedades provocadas por bacterias. Estas infecciones son mucho menos frecuentes.

Producidas por parásitos

Tricomoniasis

Síntomas en la mujer: Aparece un flujo amarillento de mal olor, produce comezón.

Síntomas en el hombre: En general no se presentan síntomas. Puede haber secreción uretral.

Importancia: Se puede adquirir en los excusados, toallas o ropa húmedas, o por contacto directo. Es curable. En la mayoría de los casos se asocia con otras ITS como la candidiasis.

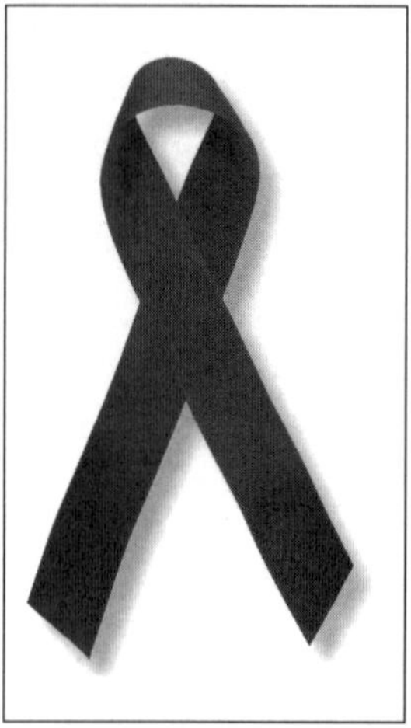

Pediculosis o ladillas

Síntomas en la mujer y en el hombre: Mucha comezón donde se encuentra el piojo o sus huevecillos (liendres).

Importancia: Se puede contraer de ropa, baños y toallas usadas que tengan piojos o por contacto sexual. Es curable.

Producidas por virus

Virus de papiloma humano (VPH), condilomas o verrugas genitales

Síntomas en la mujer y en el hombre: Verrugas en o alrededor de los genitales o el recto. Comúnmente no causa dolor, ardor o comezón. Crecen en forma de coliflor. Si aumentan mucho de tamaño pueden llegar a obstruir el pene, la vagina o el ano.

Importancia: Se relacionan con cáncer genital. Deben ser tratadas por un médico. No hay cura, sólo se controlan las lesiones.

Herpes genital

Síntomas en la mujer y en el hombre: Después

de tres o cinco días del contacto sexual con una persona infectada, aparece sensación de ardor y comezón en cualquier parte del cuerpo, y ampollitas rodeadas de una zona roja. Hay dolor, fiebre e hinchazón en el lugar donde se presentan. Al romperse las ampollas forman ulceraciones.

Importancia: Puede causar daño a los recién nacidos si sus madres tienen herpes genital durante el embarazo o parto. Puede tratarse, pero no curarse. Los síntomas pueden reaparecer después de un tiempo.

Hepatitis B o C

Síntomas en la mujer y en el hombre: Los síntomas varían mucho, desde pérdida de apetito, fiebre, cansancio, dolor, ictericia (ponerse amarillo), hepatitis fulminante, cáncer y muerte, hasta no presentar ningún síntoma.

Importancia: Son las principales causas de cáncer de hígado. Pueden llegar a ser mortales. Deben ser atendidas por un médico. La hepatitis B es prevenible por vacunación.

Virus de inmunodeficiencia humana (VIH)

Síntomas en la mujer y en el hombre: Se debilita el sistema inmune que es el encargado de protegernos de infecciones y de cánceres.

Importancia: Esta infección es de las más graves, puede tratarse pero no curarse. Debe ser atendida por un médico.

VIH y el sistema inmune

Las infecciones virales dependen de variables complejas como son: el tipo de virus, las defensas del hospedero y el ambiente, y aun así existen patrones comunes. Las infecciones naturales pueden ser rápidas y autolimitadas (llamadas agudas) o de largo tiempo (llamadas persistentes).

Como ya mencionamos, los virus son parásitos obligados, es decir, necesitan entrar en una célula viva para replicarse; algunos infectan y rápida-

Una infección por un virus, el VIH, ocasiona el SIDA

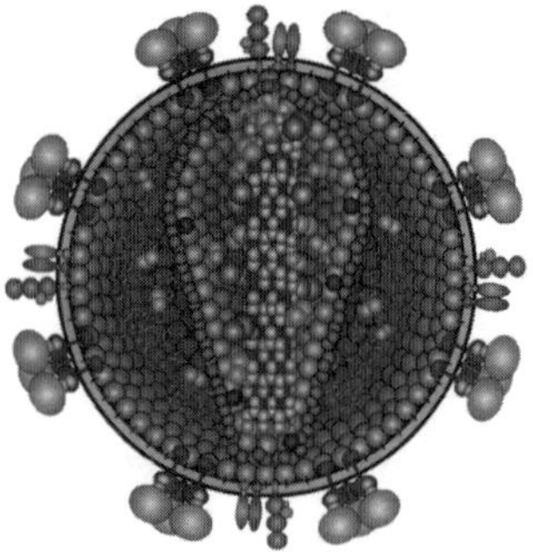

mente matan a la célula hospedera produciendo gran número de nuevas partículas de virus, otros infectan a la célula y producen nuevas partículas virales infecciosas sin causar la muerte inmediata de la célula, e incluso otros infectan y no matan a la célula hospedera ni producen virus.

En todos los casos hay tres requisitos básicos: suficiente cantidad de virus para iniciar la infección, las células con las que ese virus entra en contacto deben ser susceptibles y permitir la entrada y replicación del virus, y el sistema inmune del hospedero debe ser incapaz de controlar la infección. Por estas razones, en muchas ocasiones nos exponemos a los virus sin que se produzca una infección.

La infección por VIH incluye inicialmente el contacto del virus con células susceptibles, un largo periodo –de varios años, en promedio ocho– en que el virus lentamente va destruyendo algunas células, pero no se presentan síntomas clínicos, y una etapa final caracterizada por una susceptibilidad mayor a infecciones oportunistas y neoplasias.

El VIH infecta principalmente un tipo de células que se encuentran circulando en la sangre que se caracterizan por tener un marcador denominado CD4. Específicamente hay dos tipos de células con la molécula CD4: las llamadas linfocitos T ayudadores y los macrófagos. Ambos tipos de células desempeñan funciones importantes para el funcionamiento de nuestro sistema inmune (que es el que se encarga de protegernos). Los macrófagos destruyen cualquier elemento extraño y estimulan al sistema inmunitario para que reconozca en el futuro esos elementos, y los linfocitos T CD4+ organizan la respuesta inmunitaria global al secretar sustancias que estimulan a otras células del sistema para que actúen en la forma apropiada.

La infección por este virus ocasiona lo que se ha llamado inmunodeficiencia adquirida, es decir, se van destruyendo las células más importantes de nuestro sistema inmune y las personas infectadas por el VIH van perdiendo la capacidad de defenderse de otras infecciones o de cánceres. Es por esta razón que la enfermedad que se presenta por la infección de VIH, es decir, el síndrome de inmunodeficiencia adquirida, no puede describirse con un solo síntoma; de hecho, es un conjunto de ellos.

Cómo se transmite

A semejanza de otras ITS, la transmisión del VIH es difícil excepto por relaciones sexuales u otro

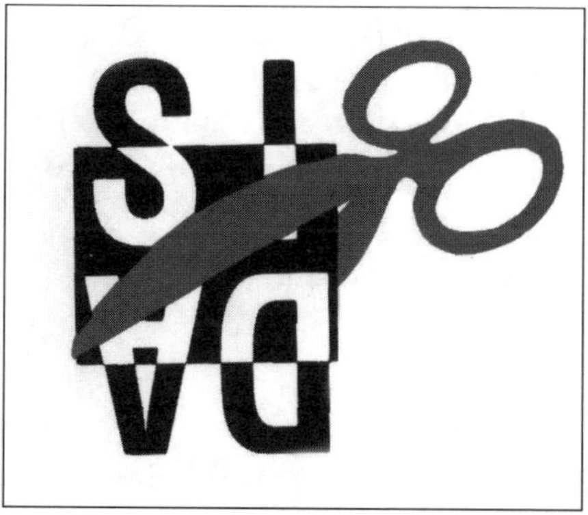

contacto directo con los líquidos orgánicos de una persona infectada. Los principales mecanismos de transmisión son el contacto sexual, las transfusiones de personas infectadas y la transmisión de una mujer VIH positiva a su bebé durante el embarazo, el parto o la lactancia materna.

Aproximadamente 75% de las infecciones por VIH en el mundo son por contacto sexual entre hombre-mujer, u hombre-hombre. Le sigue en importancia la transmisión por uso compartido de agujas contaminadas entre consumidores de drogas inyectables. Y, finalmente, a nivel mundial entre 5 y 10% de las infecciones se producen por transmisión de madre a hijo.

¿Y las transfusiones sanguíneas dónde quedaron? Al principio de la epidemia fue una causa importante de preocupación; sin embargo, en la actualidad este riesgo ha sido casi eliminado debido a la detección sistemática del VIH en la sangre donada para transfundirse.

Cómo saber si estás en riesgo

Los factores que definen quiénes están más expuestos a contraer o a transmitir el VIH son las relaciones sexuales desprotegidas con muchas parejas o el compartir agujas para inyectarse drogas con muchos compañeros. Ahora bien, ambos casos están influenciados tanto por las características biológicas del virus como por el comportamiento de las personas.

Respecto a las características del virus, adicionalmente a que existen cepas más patogénicas que otras, importa el tiempo que una persona permanece infectada y el peligro de transmisión en cada contacto. El VIH produce una infección permanente y las personas pueden infectar a otras durante toda su vida a partir del momento en que se infectaron, aspecto que es muy diferente a otras enfermedades como la sífilis, en que las personas sólo son infectantes durante un corto tiempo.

El peligro de transmisión en cada contacto, sea sexual o a través de agujas contaminadas con sangre, depende de la cantidad de virus que tenga la persona infectada en el momento del contacto y es muy variable a lo largo del tiempo. La máxima infecciosidad se reporta en dos etapas: en los primeros meses cuando la gente está recién infectada y el virus se está replicando rápidamente y el sistema inmune está aprendiendo a controlarlo, y al final de la etapa sin síntomas, justo cuando el sistema inmune ya ha sido dañado y pierde el control sobre la replicación del virus. En estas dos etapas es cuando las personas infectadas presentan una mayor carga viral, que es la cantidad de virus que tienen circulando en su sangre.

Probabilidad de infección por VIH por cada exposición

Modo de transmisión	*Infecciones por 100 exposiciones*
Hombre a mujer (pene-vagina)	0.1 a 0.2
Mujer a hombre (pene-vagina)	0.03 a 0.1
Hombre a hombre o a mujer (pene-ano)	0.5 a 3.0
Inyección intravenosa con aguja contaminada	0.3
Transmisión madre a bebé	13 a 48
Transfusión con sangre contaminada	90-100

Analizando los datos de probabilidad de infección que se reportan por cada exposición, la penetración anal conlleva el riesgo más alto, en particular para el compañero o compañera receptivo. También se observa que en relaciones heterosexuales vía vaginal, las mujeres tienen una probabilidad de casi el doble de infectarse que los hombres.

Con estos datos parecería que el riesgo de infectarse es muy bajo; sin embargo, hay que considerar que las cifras se basan en estudios de transmisión en parejas en que uno de ellos está infectado y el otro no, y probablemente están muy por debajo de las probabilidades reales de transmisión promedio por cada acto sexual.

Otras formas de expresión de la sexualidad, como el sexo oral, puede presentar riesgos de infección y se recomienda el uso de una barrera protectora para evitar el contacto con fluidos como semen o secreciones vaginales.

Muy comúnmente los jóvenes se preguntan si los besos implican algún riesgo, y aunque se ha logrado aislar virus de la saliva, la concentración es tan baja que es muy poco probable que se pueda presentar una infección por esta vía.

Respecto al comportamiento de las personas, impactan factores tales como el uso de condón, la

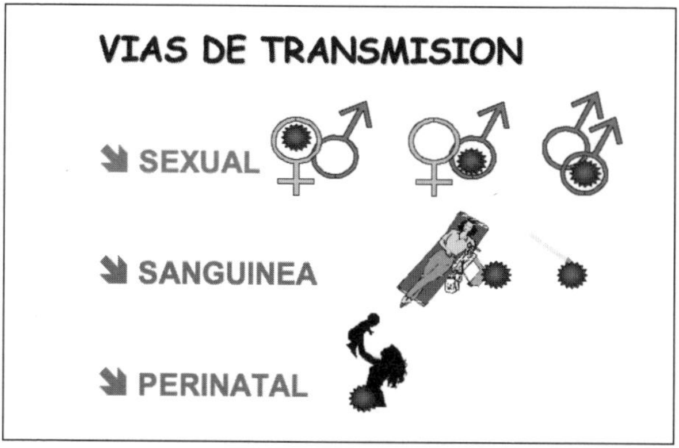

desinfección de agujas si son usuarios de drogas, el tratarse otras infecciones de transmisión sexual y la frecuencia de cambio de pareja.

Uno de los problemas importantes es que, en general, no se reconoce que las relaciones extramaritales (o con más de una pareja), el sexo entre hombres y el uso de drogas ilícitas existen en la sociedad y, al no reconocerse, no se toman medidas preventivas abiertamente.

Cómo saber si estás infectado

Aproximadamente 10% de las personas ya infectadas conocen su diagnóstico, lo cual implica que 90% restante pueden estar transmitiendo la infección, sin saberlo. El diagnóstico de la infección por VIH puede establecerse únicamente por métodos de laboratorio ya que las manifestaciones clínicas no son específicas en ninguna etapa de la enfermedad. Las pruebas de laboratorio nos permiten reconocer con certeza a los individuos infectados con el VIH. Generalmente, el diagnóstico de infección por VIH se realiza buscando anticuerpos antiVIH producidos, en la mayoría de los individuos infectados, en un periodo de ocho semanas después del contagio. Desde 1985 las pruebas de VIH se han hecho esenciales para la seguridad de la sangre y sus derivados, para la vigilancia epidemiológica de la epidemia de VIH y para diagnosticar a los individuos infectados con el virus. Al periodo comprendido entre la exposición al virus y el desarrollo de anticuerpos en concentraciones suficientes para ser detectados se le ha llamado "periodo de ventana".

Para hacer el diagnóstico se toma una muestra de sangre y se realiza un primer ensayo de laboratorio que comúnmente es el llamado Elisa. Si éste resulta positivo debe hacerse un segundo ensayo denominado "Western blot" que permite confirmar que los anticuerpos detectados en el primero son específicos contra el VIH. Los Elisa pueden resultar "falsos positivos"; es decir, aunque sean positivos en realidad no es contra el VIH los anticuerpos que se detectan. Por ello es muy importante que se realice la confirmación antes de hacerle saber a una persona su resultado.

Un gran problema es el temor que existe en la mayoría de las personas para realizarse la prueba, debido al estigma y la discriminación asociados al VIH que hay en la sociedad. La única forma de romper con esta problemática es que el diagnóstico sólo se realice cumpliendo con tres requisitos: confidencialidad, consejería y consentimiento.

Aprendiendo a protegernos

Mientras los investigadores perseveran en la búsqueda de una cura o de una vacuna que sea accesible para todos, lo más importante para combatir la epidemia del VIH es ayudar a las personas a adoptar un comportamiento más seguro y, por consiguiente, a estar menos expuestas a contraer y transmitir el VIH.

Muchas cosas en la vida entrañan algún riesgo, pero las personas los asumen voluntariamente si el beneficio de una acción supera el costo. El sexo o el consumo de drogas inyectables ofrecen un placer muy intenso, pero breve. Cuando las personas deciden llevar a cabo estas actividades o el modo en que lo hacen, ¿miden también los costos, los beneficios y los riesgos? Por suerte, existe una gran cantidad de estudios que muestran una respuesta afirmativa: las políticas oficiales difundidas masivamente modifican en grado significativo las decisiones privadas. Pensemos, por ejemplo, en las políticas de uso de anticoncepti-

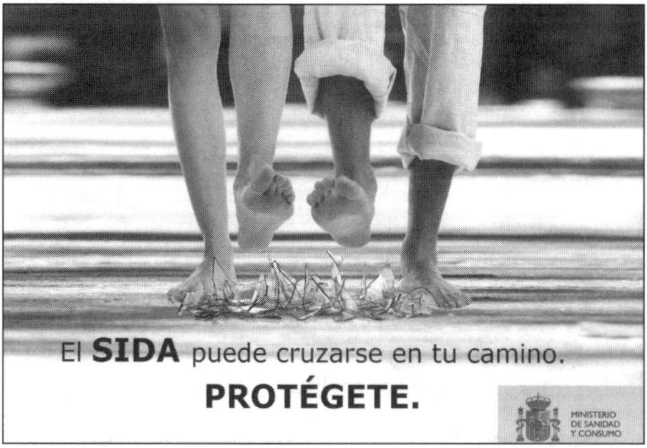

vos y el impacto que han tenido en la sociedad de las últimas cinco décadas.

Si algo se ha aprendido en los últimos 25 años de la epidemia es que la prevención del VIH funciona, y tanto su prevención como su tratamiento son para toda la vida.

Los conocimientos acerca de los niveles de la infección por el VIH en la población, los mecanismos de propagación del virus y la forma de evitar la infección, inducen a algunas personas que han tenido comportamiento de alto riesgo a seguir prácticas sexuales más seguras. Sin embargo, el conocimiento no basta. Los cambios de comportamiento requieren una información apropiada y bien dirigida, capacitación en técnicas de negociación y adopción de decisiones.

En todo el mundo, por su condición social desigual, las mujeres corren más peligro de contraer la infección. Ellas están en desventaja respecto al acceso a la información acerca de la prevención de la infección, la capacidad de negociar encuentros sexuales sin riesgos, y el acceso al tratamiento para la infección por el VIH en el Caribe y en América Latina aumenta más rápidamente que la tasa de infección en los hombres.

En casi todas las sociedades las normas, por razones de género, determinan los papeles sexuales y las perspectivas de hombres y mujeres. Por lo tanto, se da por sentado que las mujeres y las niñas no deben saber de sexo (y en muchas culturas se presume que ni siquiera sean seres sexuales o gocen las relaciones sexuales). Se considera promiscua a la mujer que busca información sobre la actividad sexual sin riesgos. En las culturas que atribuyen una gran importancia a la virginidad, algunas jóvenes solteras pueden incurrir en comportamientos de alto riesgo, como el coito anal, para conservar su virginidad. En cambio, a los hombres se les insiste que experimenten sexualmente a una edad temprana para probar su masculinidad. A menudo, esto incluye visitar profesionales del sexo o tener más de una pareja sexual. Los hombres y sus parejas corren el riesgo

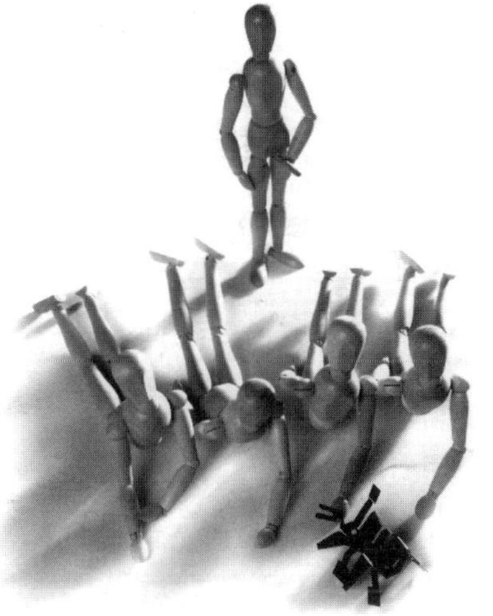

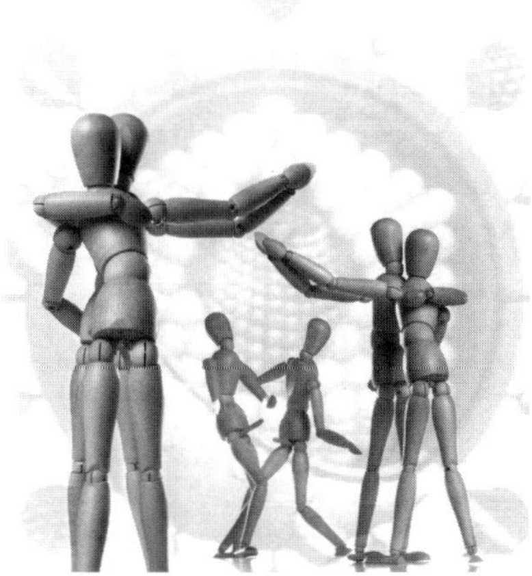

de contraer la infección por el VIH y otras infecciones de transmisión sexual.

Las mujeres no suelen tener opciones respecto a sus parejas o circunstancias en las que tienen relaciones sexuales. Las inequidades por razón de género en la distribución del poder y los recursos económicos y sociales desempeñan una función importante. Frecuentemente las mujeres y las niñas tienen que recurrir a la prostitución para mantener a sus familias porque no tienen otras oportunidades de percibir ingresos.

El riesgo de las mujeres se intensifica porque, fisiológicamente, son de dos a cuatro veces más susceptibles a la infección por el VIH debido a que tienen más superficie mucosa donde pueden presentarse lesiones microscópicas. Las jóvenes y adolescentes, cuyo aparato reproductor no está plenamente desarrollado, son aún más susceptibles a las infecciones por el VIH vía transmisión sexual.

En muchas culturas, el predominio masculino se demuestra y mantiene mediante la coerción sexual o la violencia. Las mujeres que han sido forzadas al coito sin protección o que han sido violadas están más expuestas a infectarse con el VIH.

Ningún análisis de la vulnerabilidad femenina al VIH es completo si no se incluye a los hombres, cuyo comportamiento impulsa la epidemia y cuya inclusión en las acciones de prevención tienen importancia crítica para que éstas tengan éxito. En muchos países, tener relaciones sexuales con muchas mujeres es la medida de la virilidad del joven. Además, muchos hombres jóvenes están expuestos a un alto riesgo de infección con el VIH por diversas razones, entre ellas porque utilizan drogas por vía intravenosa, están recluidos en cárceles o tienen ocupaciones riesgosas. Por ejemplo, la mayoría de los soldados y muchos migrantes que van en busca de trabajo son hombres jóvenes, alejados de sus familias y compañeras, y en situaciones que pueden conducirlos a las relaciones sexuales comerciales.

Sexualidad y VIH

La sexualidad es parte de la constitución y de la personalidad de todo ser humano. Nos permite saber a qué sexo pertenecemos; puede definir nuestro papel en la sociedad e influir en nuestros sentimientos acerca de nuestras relaciones con los demás. Nos hace posible experimentar el amor, la compasión, la alegría y el dolor. Nuestra sexualidad determina, básicamente, la forma en que vivimos nuestra vida cotidiana.

El sexo puede verse como un proceso inscrito profundamente, una serie de actos significativos y no sólo como una necesidad biológica. El sexo está inscrito en el proceso de la autoconstrucción de los jóvenes, en el contexto de expectativas sociales cambiantes y, a menudo, en el marco de la posición económica.

Por otro lado, las mujeres y los hombres perciben su sexualidad basándose en los mandatos culturales y sociales que determinan sus vidas.

Existen riesgos específicos para contraer infecciones en mujeres y hombres determinados por las creencias y actitudes acerca de los papeles de género en cada medio social. Dichos papeles conllevan, por un lado, la reducción de la autonomía sexual y afectiva en las mujeres y, por el otro, la libertad sin límites en los hombres, por lo que el género determina la percepción de riesgo y reduce la capacidad de evaluar y afrontar el mismo.

Comúnmente se califica como prematuro, o plenamente inmaduro, inmoral o por lo menos desafortunado el comportamiento sexual de los jóvenes, cuando la sociedad en su conjunto rechaza sus ideas, experiencias y preocupaciones acerca de la sexualidad.

La conducta sexual de la gente joven, los significados generados por ellos mismos sobre la sexualidad, y las experiencias, individuales y compartidas sobre la exploración de su sexualidad y del placer, deben estar representadas de una manera respetuosa y factible si queremos convencer a los jóvenes de que el VIH es un peligro real para ellos.

Estudios realizados en diferentes partes del mundo han demostrado que los programas educativos de salud sexual son efectivos para la prevención. Algunos adultos opinan que hablar de sexualidad con los jóvenes es inducirlos; sin embargo, los resultados señalan que hablar de educación sexual no alienta a los jóvenes a tener relaciones sexuales. Proveer información sobre la epidemia de VIH/sida, los embarazos no deseados o no planeados, y las formas de prevención tiene como consecuencia que los jóvenes inicien a una edad más tardía sus relaciones sexuales.

Hay un estudio que destaca que los jóvenes entre 16 y 29 años que tomaron cursos de educación sexual, no aumentaron su actividad sexual ni el número de parejas. Además, los que ya eran sexualmente activos incrementaron el uso del condón.

En un análisis realizado por Onusida se reporta que 42% de los estudios sobre educación sexual señalan que la educación en VIH o salud sexual

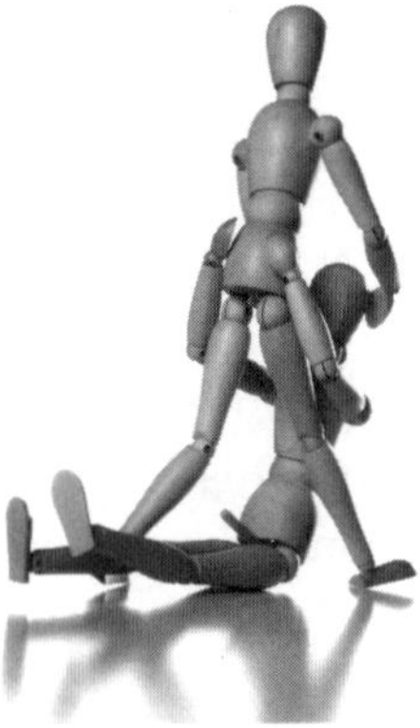

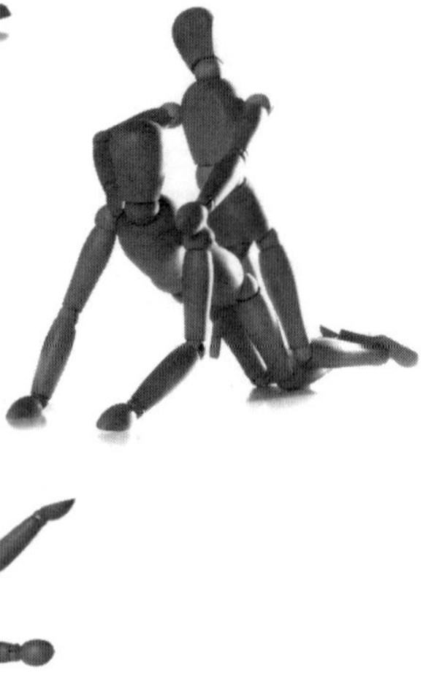

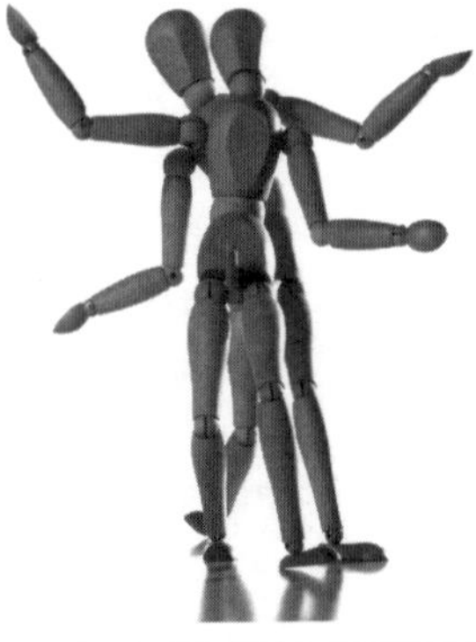

retrasan el comienzo de las relaciones sexuales, reducen el número de relaciones sexuales, el número de embarazos no planificados y las infecciones de transmisión sexual. En aproximadamente la mitad de los casos parece no influir en la edad de inicio de la vida sexual.

Todas estas investigaciones destacan el papel de la educación sexual como un valioso recurso para influir en el comportamiento preventivo y responsable de los jóvenes, sobre todo si la educación toma en cuenta los medios externos y el contexto social donde se desarrollan los jóvenes.

En México, la incorporación de la educación sexual en el programa educativo oficial ha sido un proceso paulatino. Estos programas han informado a los niños y a los jóvenes sobre los riesgos y las prácticas preventivas; las encuestas muestran que más de la mitad de quienes tienen acceso a la secundaria han recibido información preventiva por parte de sus maestros.

Los programas educativos no sólo deben ampliar la gama de conocimientos relacionados con la sexualidad y el VIH/sida, sino formar en valores tales como la solidaridad, el respeto, la responsabilidad y la tolerancia, como se contempla en los actuales libros de texto de la Secretaría de Educación Pública. Además, es necesario desarrollar habilidades preventivas y promover actitudes hacia el cuidado de la salud sexual y el autocuidado de los hombres y las mujeres.

¿Qué significa prevención?

La prevención implica hablar de cosas de las que no se habla fácilmente en nuestra sociedad y que suelen tener un componente moral que se manifiesta en diversas posiciones, antagónicas o no, en la población.

La prevención eficaz del VIH combina estrategias para toda la sociedad, orientadas específicamente a los segmentos de la población que corren mayor riesgo.

Los jóvenes deben ser el centro de todas las estrategias respecto al VIH, sobre todo porque la mayoría de las infecciones tienen lugar durante, o poco después de la adolescencia.

El coito vaginal sin protección constituye la causa de la inmensa mayoría de las infecciones por el VIH en el mundo. Una prevención eficaz de la transmisión sexual del VIH exige una combinación de intervenciones programáticas y acciones de políticas para fomentar comportamientos más seguros, reducir la vulnerabilidad biológica y social a la transmisión, impulsar la aplicación

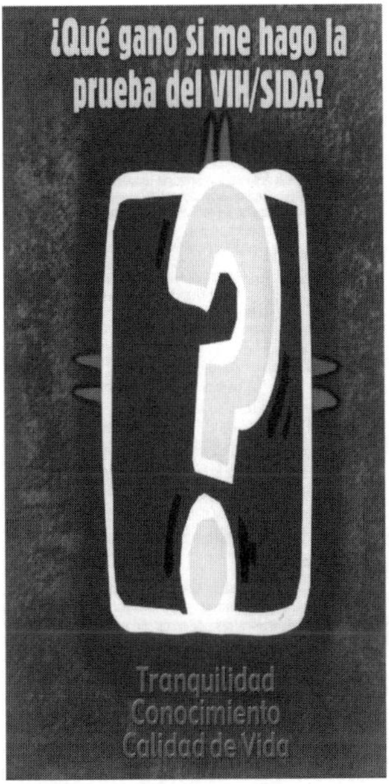

de las tecnologías básicas de prevención, y promover las normas sociales que favorezcan la reducción del riesgo.

Las estrategias que han demostrado su efectividad incluyen: el aprendizaje de aptitudes para la vida respecto al VIH; la difusión de conocimientos básicos sobre transmisión; el acceso a los condones y formas de negociación de su uso; la consejería y las pruebas voluntarias del VIH, fomentando al mismo tiempo los principios de confidencialidad y consentimiento; la ayuda a las personas para evaluar sus propios riesgos y emprender medidas apropiadas de prevención; y hacer frente y reducir el estigma y la discriminación relacionados con el VIH.

La prevención del VIH tiene otros efectos externos. Por ejemplo, los programas de uso de preservativo también impedirán otras ITS que se propagan por los mismos mecanismos que el VIH. Los programas de educación sobre VIH en escuelas y el fomento del empleo de preservativos entre adolescentes, que tienen relaciones sexuales, se complementan con las acciones dirigidas a diferir la actividad sexual, disminuir el embarazo y el aborto entre las adolescentes y, como consecuencia, reducir los índices de deserción escolar entre las jóvenes.

Combatiendo las situaciones de riesgo: vulnerabilidades

Entre los grupos afectados por la discriminación figuran las mujeres, los niños, grupos étnicos y raciales, migrantes, personas con diferentes orientaciones sexuales, profesionales del sexo, consumidores de drogas y prisioneros. En cada uno de estos grupos existen razones que los colocan en situaciones de extrema vulnerabilidad; por ejemplo, en los países en que están prohibidas las relaciones sexuales entre personas del mismo sexo, eso las despoja del derecho de recibir información y servicios que las protejan frente al virus.

Las mujeres tienen un poder limitado para negociar el uso del condón, discutir la fidelidad con su pareja o romper relaciones peligrosas, lo que aumenta su vulnerabilidad al VIH. En estudios en todo el mundo se reporta que entre 10 y 50% de las mujeres han sufrido agresiones físicas por parte de una pareja íntima. Igualmente, en la mayoría de las sociedades, las ideologías dominantes fomentan la ignorancia sexual entre las mujeres jóvenes.

En los jóvenes la vulnerabilidad se explica por comportamientos sexuales de riesgo o consumo de sustancias, por falta de acceso a servicios de información y prevención del VIH o por razones sociales y económicas.

Algunas personas piensan que tienen poco riesgo de infectarse, y por ello no creen necesario utilizar medidas de prevención, ya que los riesgos de contraer VIH los perciben como muy bajos y lejanos. Muchas parejas creen que tienen una relación monógama pero, ¿quién está seguro de eso? La evaluación correcta de su propio riesgo depende de lo que saben acerca del comportamiento sexual de la pareja. En ocasiones, aun cuando se sepa o se sospeche de infidelidad, no se habla de la necesidad de usar condón para no afectar la relación, lo que en ese momento parece más importante que el evitar riesgos de salud.

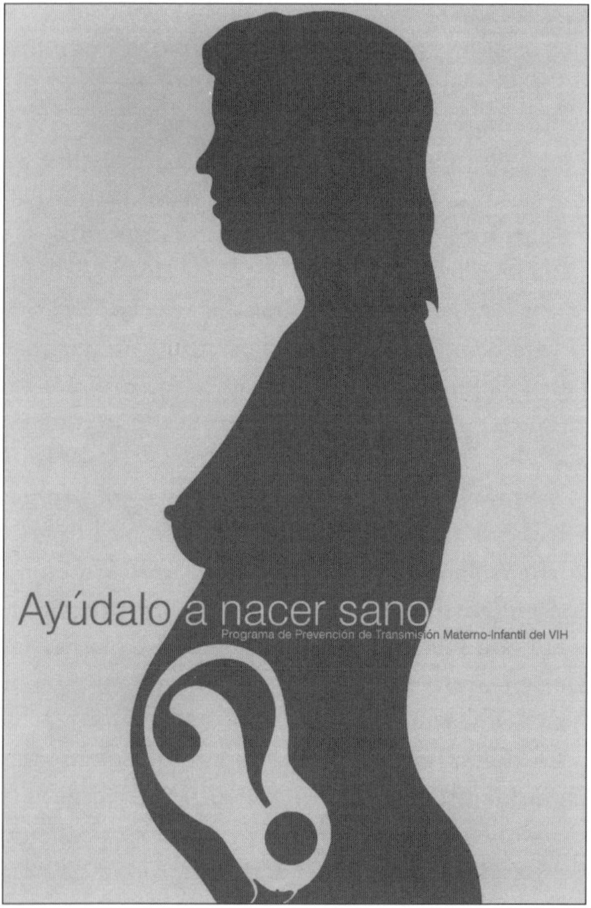
Ayúdalo a nacer sano
Programa de Prevención de Transmisión Materno-Infantil del VIH

¿Y los condones?, ¿cómo los negocias?

El uso del condón involucra confianza, negociación y comunicación entre los compañeros sexuales. Muchas personas consideran que pedirle a la pareja sexual el uso del condón es sinónimo de desconfianza, sobre todo en una relación larga.

A menudo una pareja usará el condón al principio de la relación sexual, pero cambiarán por otro método anticonceptivo a medida que aumente la confianza mutua y disminuya la preocupación por las ITS. Las parejas deberían usar condones hasta haber tenido una relación monógama por al menos tres meses y haber comprobado que ambos son seronegativos.

Como la infecciosidad es máxima inmediatamente después de infectarse, la estrategia de usar condones por varios meses con cada nueva pareja podría desacelerar considerablemente la epidemia del sida.

Es necesario aprender a hablar directamente sobre las relaciones sexuales. Mientras algunas parejas discuten y cooperan para tomar la decisión de usar el condón, en la gran mayoría la comunicación es indirecta. En general, las personas llegan a conocer las necesidades sexuales del otro a través de una combinación de sugerencias

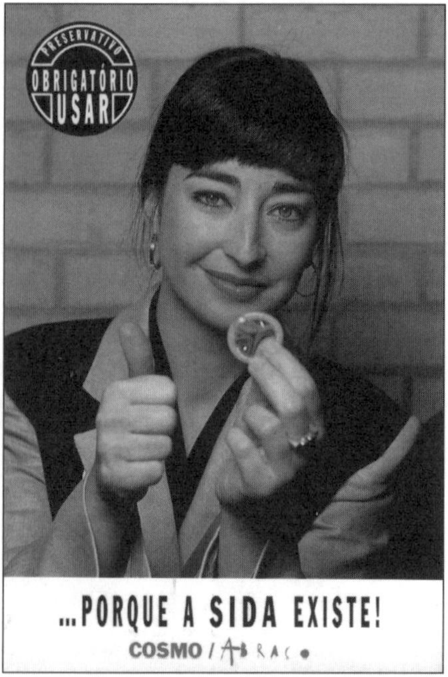

y lenguaje corporal, no verbal. La comunicación indirecta da lugar a interpretaciones erróneas. Los "no conversadores" enfrentan un riesgo más grande de ITS que los "conversadores", debido a que la falta de comunicación evita el comportamiento preventivo eficaz, especialmente el comportamiento que requiere cooperación como el uso del condón.

En algunos estudios se ha encontrado que el nivel de uso de anticonceptivos es tres veces más alto entre las parejas que hablan frecuentemente sobre su vida sexual que entre los que no se comunican. En esta época, los jóvenes necesitan orientación y acceso a los condones. Pero a menudo se encuentran con personal de salud que cree que los jóvenes no deben ser sexualmente activos y que por lo tanto no merecen recibir este tipo de servicios.

Uso correcto de condón masculino y femenino

El uso adecuado y constante del condón es una de las estrategias más efectivas para impedir el contagio de VIH/sida. Existen varios estudios científicos donde se concluye que el uso correcto y constante del condón protege de 90 a 95% de la transmisión de la infección por VIH, siendo las principales fallas el uso incorrecto o inconsistente por parte del usuario. Los condones también ayudan a proteger de un embarazo y de infecciones de transmisión sexual.

Existen tres tipos de condones: látex, tejido de animales y poliuretano. Los condones que son efectivos para la prevención de ITS son los elaborados de látex o poliuretano. El condón más distribuido y utilizado en todo el mundo es el que está elaborado de látex, el cual tienen una vida promedio de cinco años.

Condón masculino

Para aumentar su eficacia y evitar riesgos, sigue estas recomendaciones:

- Inspección. Verifica que el condón esté fresco, deséchalo si la envoltura está rota, abierta, reseca o vieja, si no está inflado o si está pegajoso, quebradizo o tiene grietas. Protégelo del frío, el calor excesivo, la humedad, la luz (solar o de neón) y llévalo en algún lugar donde no se maltrate.
- Sácalo con cuidado de la envoltura. No utilices los dientes ni las uñas para sacar el condón; anillos, pulseras o el cierre del pantalón pueden rasparlo y provocar que se rompa.
- Recomendación. Para que te familiarices con el condón juega con él, infla unos, prueba su resistencia, su sabor, compra diferentes tipos; algunos te gustarán más que otros. Para que todo salga bien, practica masturbándote con el condón puesto en varias ocasiones antes de probarlo por primera vez con una pareja.

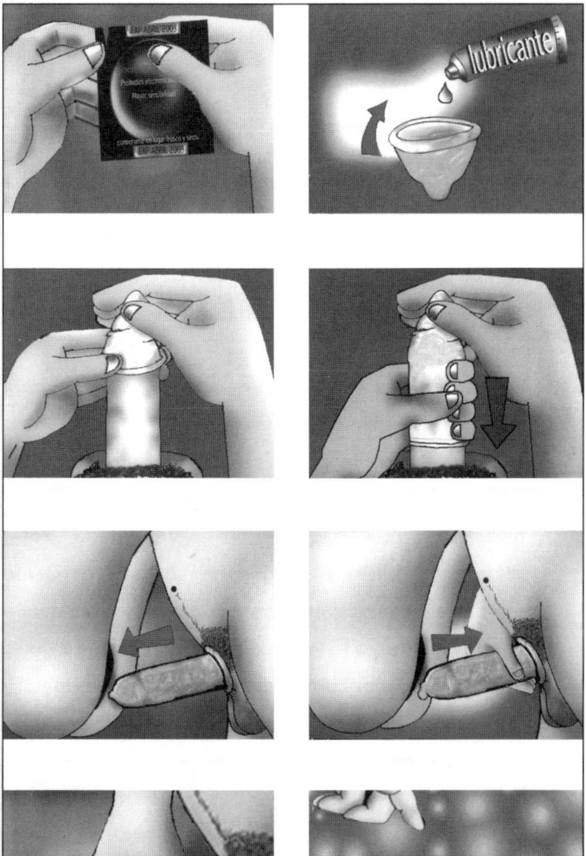
lubricante

- **Colócalo sobre el pene erecto.** Si el pene está flácido la colocación es difícil e insegura.
- **Revisa para qué lado se desenrolla.** El condón no se desliza, se desenrolla. Si está al revés voltéalo soplando antes de ponértelo. Evita raspones y no utilices las uñas.
- **No lo coloques muy estirado.** Si el condón queda demasiado estirado puede romperse con facilidad. Es muy importante desenrollarlo parejo.
- **Evita burbujas de aire.** Si queda aire entre el pene y el condón, la probabilidad de que se rompa aumenta. Para evitarlo, aprieta la punta del condón con los dedos y colócalo directamente sobre el glande, retirando el prepucio.
- **No uses lubricantes solubles en aceite.** Nunca utilices un lubricante soluble en aceite como cremas, vaselina, aceite de bebé o mantequilla porque debilitan el condón y lo rompen. Usa lubricante comercial soluble en agua.
- **Evita que chorree el condón.** Debe quedar justo en la base del pene para no derramar su contenido. Para retirarlo hazlo antes de perder la erección, sacando el pene con el condón puesto y empujando todo el líquido hacia la punta.

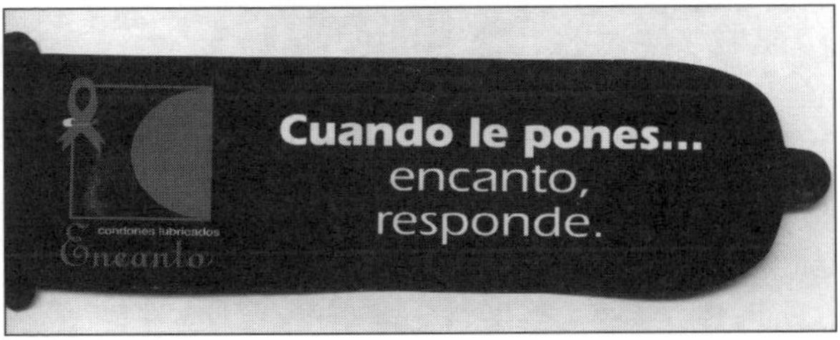

Desecho

- No causes riesgos a otras personas. El virus en el semen puede infectar hasta después de 15 horas (si no se seca el semen); por tal razón, es conveniente hacerle un nudo al condón en la parte de arriba y tirarlo en el bote de basura.

Condón femenino

El condón femenino es de poliuretano, en forma de bolsa alargada. Tiene dos anillos suaves, uno en la parte superior y otro en el fondo. Es flexible y se usa introduciéndolo en la vagina. El anillo del fondo cubre el cérvix y lo mantiene en su lugar dentro de la vagina durante el coito. El otro anillo queda fuera de la vagina y cubre un poco el área externa de los labios.

Hay que practicar la inserción del condón, y puede hacerse estando parada con un pie apoyado

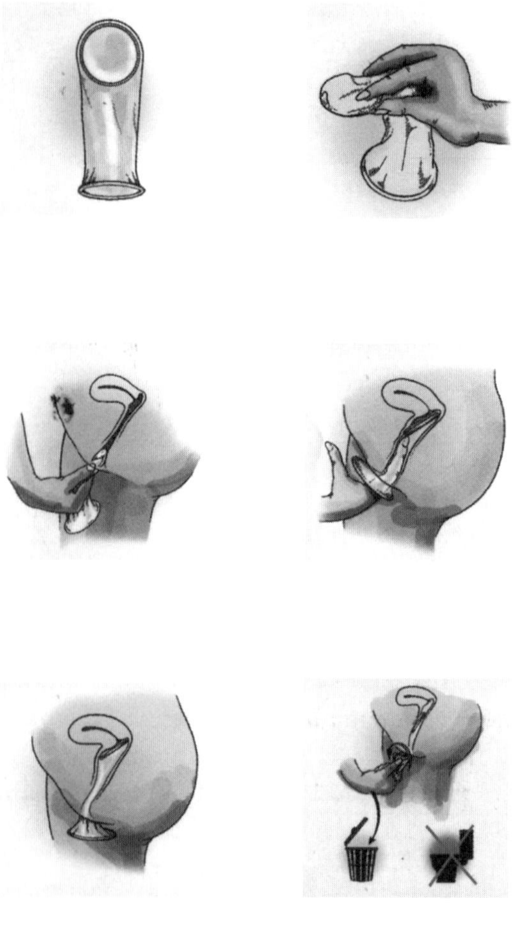

en una silla, sentada con las rodillas separadas, o acostada. El condón femenino se puede insertar hasta ocho horas antes de la penetración.

Para insertar el condón, hay que oprimir el anillo del fondo formando un ocho, con la otra mano separar los labios e insertarlo dentro de la vagina, empujando hasta pasar el hueso púbico. Después de insertar el condón, asegúrate que no esté torcido. Debe quedar un par de centímetros fuera de tu cuerpo.

En el momento de la penetración puede sujetarse el anillo exterior para guiar el pene. El uso de lubricante ayuda en la penetración y además disminuye el ruido durante el acto sexual.

Después del coito, oprime y tuerce el anillo exterior para mantener el semen adentro del condón. Suavemente jala hacia afuera y tíralo en la basura.

Los condones no pueden usarse más de una vez y nunca debes usar los dos tipos de condones, masculino y femenino, al mismo tiempo.

¿Y los anticonceptivos?

Los métodos anticonceptivos son recursos (objetos, sustancias y medios) que utiliza una pareja de manera voluntaria, para evitar embarazos. Se pueden adquirir de una manera relativamente fácil ya que su venta, en general, no requiere receta médica y están disponibles en farmacias y tiendas; también se pueden obtener de manera gratuita en los Centros de Salud.

Todas las personas tienen derecho a solicitar y recibir anticonceptivos independientemente de su edad, sexo, estado civil y orientación sexual.

Existen tres tipos de métodos anticonceptivos:

Los temporales. Tienen efectos mientras la pareja lo usa. Al suspender su empleo, la mujer puede embarazarse. El condón masculino y el femenino, los espermaticidas, el dispositivo intrauterino (DIU) y los hormonales (pastillas, inyecciones e implantes) son métodos temporales.

Las pastillas o píldoras son para uso de la mujer. Hay pastillas de 21 días y de 28. Por lo general, se toman a partir del quinto día de la menstruación.

El DIU se inserta en el útero de la mujer y debe ser colocado o retirado por un especialista capacitado.

Para los jóvenes, uno de los métodos más recomendables es el condón, ya que no influye en el crecimiento durante la pubertad, protege de un embarazo, de adquirir ITS y del VIH/sida. En jóvenes mayores de 18 años es recomendable la

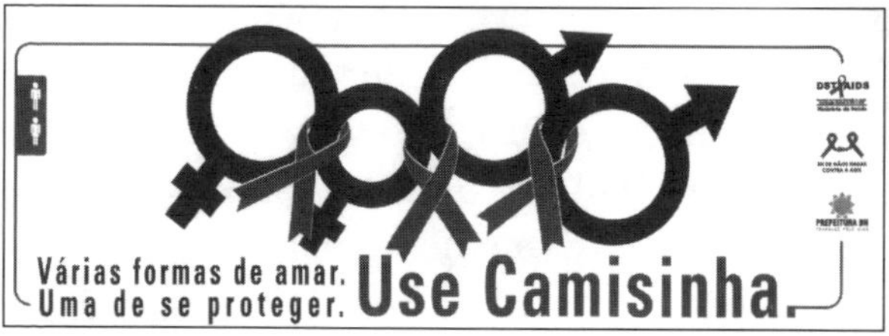

combinación de condón con píldora anticonceptiva, ya que el uso de estos dos métodos mejora sus resultados.

El condón femenino cada vez es más aceptado y tiene la ventaja de que la mujer es la que decide su uso, aunque tiene algunas desventajas como su costo.

Los métodos de abstinencia periódica. Consiste en que la pareja tenga relaciones sexuales en los días no fértiles de la mujer. Su empleo requiere que se conozca muy bien el funcionamiento del cuerpo femenino, que se tenga amplia experiencia sexual y se cuente con la cooperación de la pareja. No son métodos recomendables para quien inicia su vida sexual, por la poca experiencia que suele tener. A estos métodos pertenecen el coito interrumpido, el ritmo, la temperatura basal, el *billings* o consistencia del moco cervical.

El retiro o coito interrumpido consiste en que el hombre retire el pene de la vagina y eyacule fuera de ella para evitar el contacto del semen con la vagina. Es un método muy empleado por los jóvenes; sin embargo, es poco recomendable por la dificultad de controlar la eyaculación y para reconocer el momento oportuno para que el hombre se retire. Es de baja efectividad, pues se corre el riesgo de que antes de la eyaculación pasen espermatozoides a través del líquido pre-eyaculatorio.

El ritmo, la temperatura basal y el *billings* consisten en no tener contactos sexuales en los días fértiles de la mujer, a partir de la identificación de las características específicas del moco cervical y la temperatura basal.

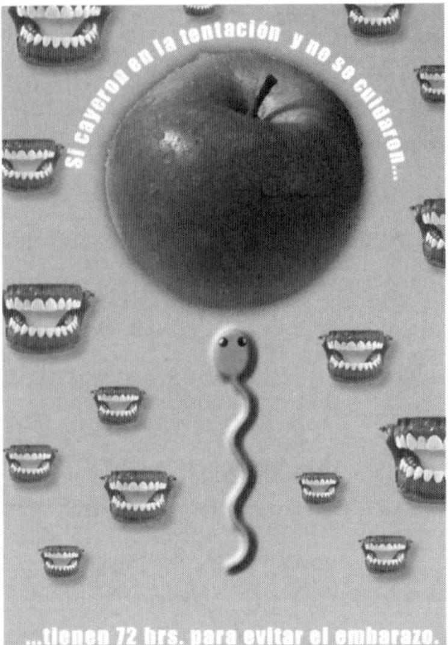

Todos estos métodos de abstinencia te ponen en riesgo de infecciones de transmisión sexual.

Los métodos definitivos. Son operaciones sencillas que impiden con certeza el embarazo, aunque no previene de ITS, ni de VIH/sida. La vasectomía consiste en ligar y cortar los conductos deferentes a través de los cuales los espermatozoides viajan desde los testículos hasta el pene. La oclusión tubaria bilateral (OTB) consiste en ligar y cortar una pequeña parte de las trompas de falopio, las cuales sirven como conductos para transportar los óvulos hasta el útero.

También existe la anticoncepción de emergencia para evitar el embarazo después de que ocurrió una relación sexual única, no esperada y sin protección, o por fallas en la misma (por ejemplo, ruptura del condón). Consiste en tomar dos píldoras de altas dosis cada 12 horas en dos tomas durante las primeras 72 horas posteriores a la relación sexual no protegida. No se recomienda como método común, sino como una medida excepcional, o bien ante casos de violación.

Embarazo

Si una pareja vive su sexualidad responsablemente y se protege con un método anticonceptivo, lo más probable es que no pase por la experiencia de un embarazo no planeado. Sin embargo, los anticon-

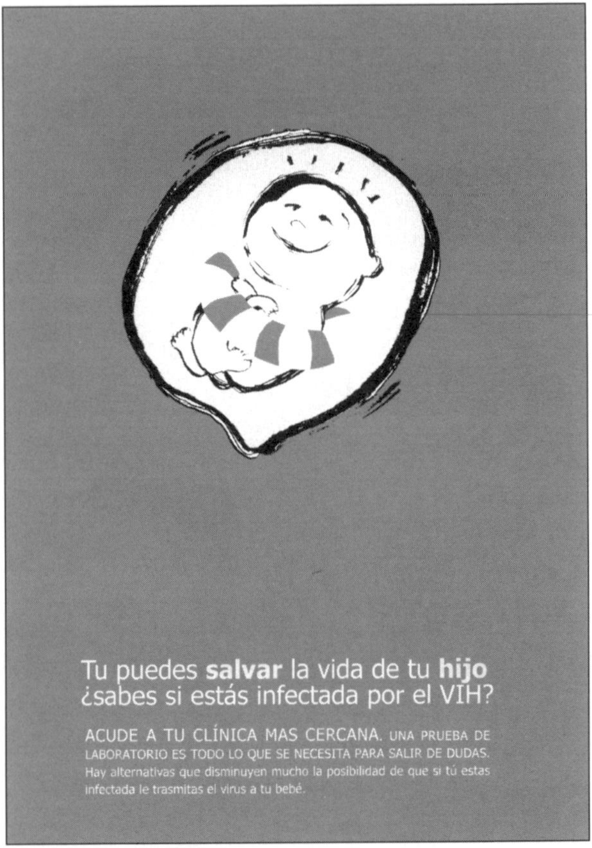

ceptivos pueden fallar o no ser usados correctamente. Hay miles de mujeres, jóvenes y adultas, que no han recibido ni la educación, ni la información necesarias para evitar un embarazo.

Imagínate a una pareja de jóvenes en una relación, que puede ser complicada o sencilla, frustrante o placentera y, sin que se lo esperen, resulta que la joven se embaraza, ¿qué pueden hacer? Hay tres opciones posibles: tener al bebé y asumir la responsabilidad de ser padres; tener al bebé y darlo en adopción, o interrumpir el embarazo.

Visto como algo que les sucede a otros, puede ser fácil opinar. Muchos pueden decir que a esa pareja no le queda más que asumir su responsabilidad, ya que ellos tuvieron la culpa o fueron unos irresponsables, o no eran suficientemente maduros para tener relaciones y medir las consecuencias. Desde este punto de vista, parece que el embarazo fuera un castigo por tener relaciones sexuales, un castigo que hay que asumir para aprender la lección. Ni la maternidad ni la paternidad deben significar eso.

Otros pueden opinar que lo ideal sería continuar el embarazo pero dar al bebé en adopción, para que los jóvenes no vean afectada su vida con un embarazo no planeado ni deseado, y puedan seguir con sus estudios o sus proyectos. El problema es que llevar a término un embarazo para entregar al bebé a desconocidos es un proceso muy doloroso.

Finalmente está la tercera opción: la interrupción del embarazo. Esta opción es legalmente posible en nuestro país y sólo habría que consultar las legislaciones de los diferentes estados de la República Mexicana para corroborar en qué casos se puede realizar.*

¿Se han puesto a pensar qué dejarían de hacer si se embarazan sin desearlo?

En México apenas se empieza a reconocerse la necesidad de contar con servicios de salud sexual y reproductiva dirigidos especialmente a la población adolescente. La experiencia en otros países ha mostrado que esos servicios deben: 1) tener un bajo costo; 2) ser confidenciales y respetuosos de la decisión que cada quien tome con información suficiente (el llamado "consentimiento informado"); y 3) estar disponibles para todos.

* Grupo de Información en Reproducción Elegida, A.C. (GIRE), 2006.

Tus derechos, tus obligaciones

Historia social de la enfermedad

La aplicación de la ciencia médica no ha sido equitativa y ha incrementado la brecha entre pobres y ricos. Mientras unos pueden acceder a todas las magias de la prevención, de la curación y de las bondades de la cirugía y la tecnología, otros no. En múltiples aspectos, la medicina ha fortalecido a los ricos al mejorar sus condiciones de vida, mientras la suerte de los pobres ha sido distinta. El uso y acceso desigual a la parafernalia médica es más patente entre mayor sea la brecha económica, pero ocurre en todas las latitudes. En Estados Unidos, por ejemplo, los negros y los hispanos son atendidos muy tardíamente, sus enfermedades "los matan" antes que a los blancos, y la espera para turnos quirúrgicos es más prolongada...

Carlos Monsiváis

La historia de la humanidad es inseparable de la historia de las epidemias y pandemias que

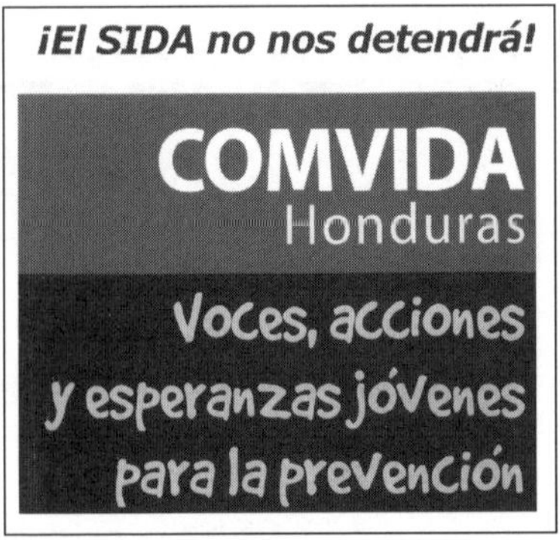

han producido innumerables muertes en todo el mundo y, de esta forma, lograron cambiar el poderío de ciertos países, o incluso han ayudado a desviar el curso de algunas guerras.

La historia nos muestra que a lo largo de los siglos se les ha dado "significado" a las enfermedades, y mientras menos sepamos de sus orígenes o no exista un tratamiento adecuado en ese momento, se les asocian más significados. Hay tres grandes ejemplos: antes del sida, de enfermedades que se han usado como metáforas del mal se encuentran la sífilis, la tuberculosis y el cáncer.

Recordemos que una metáfora se define como dar a una cosa el nombre de otra. A principios del siglo XX la sífilis no sólo era una enfermedad horrible, sino además degradante y vulgar. La tuberculosis era el mal misterioso, ya que se le asoció con la delicadeza, la sensibilidad y la tristeza; era al mismo tiempo una maldición y el emblema del refinamiento. Al cáncer nunca se le vio más que como una maldición, un enemigo invasor. Decir de un fenómeno que es como un cáncer es incitar a la violencia. Esta percepción y lenguaje van cambiando conforme se conoce la enfermedad y es mayor la probabilidad de una cura. En los últimos años se ha reducido la carga metafórica del cáncer y ha sido sustituida por otra: el sida.

Sobre sida la mayoría de la gente sabe poco o nada, y se deja persuadir por alarmas, fobias, rumores, corazonadas y descuidos. En la actualidad se le describe como una invasión (igual que anteriormente al cáncer) y además tiene reminiscencias de la sífilis (enfermedad asociada a fluidos sanguíneos o sexuales).

Una enfermedad infecciosa cuya vía de transmisión más importante es de tipo sexual hace pensar en ella como un castigo, inspira miedo al contagio fácil y provoca fantasías de transmisión en lugares públicos.

Quizá ninguna otra enfermedad ha mostrado con tal crudeza las inequidades, las miopías y las flaquezas no sólo del poder, sino de la propia condición humana. Mientras que 90% de los afectados habitan en el Tercer Mundo, 90% del dinero destinado a la prevención y el tratamiento se gasta en los países ricos.

El vínculo entre salud y derechos humanos es tan obvio, tan inseparable y tan indispensable, que no hay Constitución que no reivindique esos derechos.

Derechos universales

La Declaración Universal de Derechos Humanos es la piedra angular del amplio conjunto de normas sobre derechos humanos establecido a lo largo de decenios.

En los artículos 1 y 2 se dispone que "todos los seres humanos nacen libres e iguales en dignidad y derechos" y que tienen todos los derechos y libertades proclamados en la Declaración "sin distinción alguna de raza, color, sexo, idioma, religión, opinión política o de cualquier otra índole, origen nacional o social, posición económica, nacimiento o cualquier otra condición".

En los artículos 3 a 21 se especifican los derechos civiles y políticos de todos los seres humanos que abarcan, entre otros:

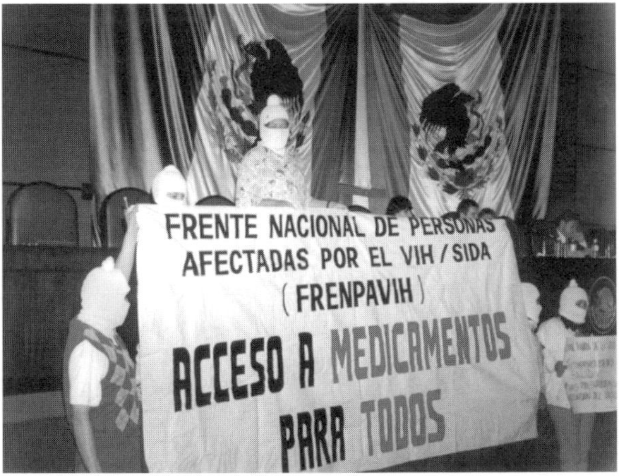

- El derecho a la vida, a la libertad y a la seguridad personal.
- El derecho a no ser sometido a esclavitud ni servidumbre.
- El derecho a no ser sometido a torturas ni a penas o tratos crueles, inhumanos o degradantes.
- El derecho al reconocimiento de su personalidad jurídica; el derecho a un recurso judicial efectivo; el derecho a no ser arbitrariamente detenido, preso ni desterrado; el derecho a un juicio imparcial y a ser oído públicamente por un tribunal independiente e imparcial; el derecho a que se presuma su inocencia mientras no se pruebe su culpabilidad.
- El derecho a no ser objeto de injerencias arbitrarias en su vida privada, su familia, su domicilio o su correspon-

dencia; el derecho a no ser víctima de ataques contra su honra o su reputación; el derecho a ser protegido por la ley contra tales ataques.

- El derecho a circular libremente; el derecho a buscar asilo; el derecho a una nacionalidad.
- El derecho a casarse y a fundar una familia; el derecho a la propiedad.
- El derecho a la libertad de pensamiento, de conciencia y de religión; el derecho a la libertad de opinión y de expresión.
- El derecho a la libertad de reunión y de asociación pacíficas.
- El derecho a participar en el gobierno de su país y a tener acceso, en condiciones de igualdad, a las funciones públicas de su país.

En los artículos 22 a 27 se especifican los derechos económicos, sociales y culturales de todos los seres humanos, entre los cuales cabe mencionar los siguientes:

- El derecho a la seguridad social.
- El derecho al trabajo; el derecho a igual salario por trabajo igual; el derecho a fundar sindicatos y a afiliarse a ellos.
- El derecho al descanso y al disfrute del tiempo libre.

- El derecho a un nivel de vida adecuado que le asegure la salud y el bienestar.
- El derecho a la educación.
- El derecho a tomar parte en la vida cultural de la comunidad.

En los últimos artículos, del 28 al 30, se reconoce que toda persona tiene derecho a que se establezca un orden social e internacional en el que los derechos humanos proclamados en la Declaración se hagan efectivos; que esos derechos sólo podrán ser sujetos a limitaciones con el único fin de asegurar el reconocimiento y el respeto de los derechos y libertades de los demás, y de satisfacer las exigencias de la moral, del orden público y del bienestar general en una sociedad democrática, ya que toda persona tiene deberes respecto a la comunidad en la que vive.

Derechos de los jóvenes

La sexualidad es una parte integral de la personalidad de todo ser humano. El desarrollo pleno de la sexualidad es esencial para el bienestar individual, interpersonal y social.

Los derechos sexuales son derechos humanos universales basados en la libertad, dignidad e

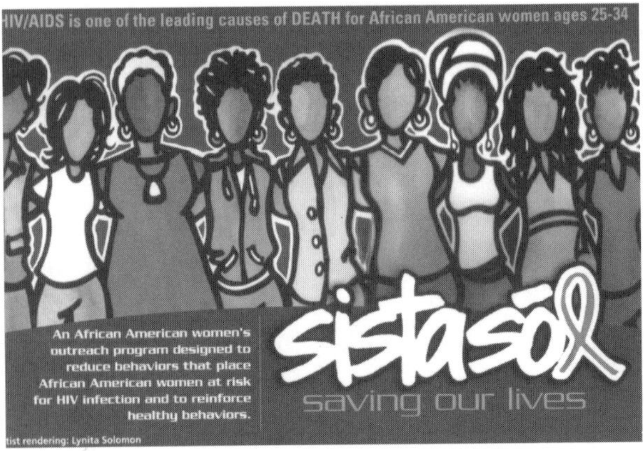

igualdad inherentes a todos los seres humanos. Dado que la salud es un derecho fundamental, la salud sexual debe ser un derecho humano básico. La salud sexual es el resultado de un ambiente que reconoce, respeta y ejerce los siguientes derechos sexuales de los jóvenes:

Derecho a decidir de forma libre sobre mi cuerpo y mi sexualidad. Existen diversas formas de vivir la sexualidad. Tengo derecho a que me respeten las decisiones que tomo sobre mi cuerpo y mi vida sexual. Soy responsable de mis decisiones y actos. Nadie debe presionar, condicionar ni imponer sus valores particulares sobre la forma en que decido vivir mi sexualidad.

Derecho a ejercer y disfrutar plenamente mi

vida sexual. El disfrute pleno de mi sexualidad es fundamental para mi salud y bienestar físico, mental y social. Tengo derecho a vivir cualquier experiencia o expresión sexual o erótica que yo elija, siempre que sea lícita, como práctica de una vida emocional y sexual plena y saludable. Nadie puede presionarme, discriminarme, inducirme al remordimiento o castigarme por ejercer o no actividades relacionadas con el disfrute de mi cuerpo y mi vida sexual.

Derecho a manifestar públicamente mis afectos. Las expresiones públicas de afecto promueven una cultura armónica afectiva y de respeto a la diversidad sexual. Tengo derecho a ejercer mis libertades individuales de expresión, manifestación, reunión e identidad sexual y cultural, independientemente de cualquier prejuicio. Puedo expresar mis ideas y afectos sin que por ello nadie me discrimine, coarte, cuestione, chantajee, lastime, amenace o agreda verbal o físicamente.

Derecho a decidir con quién compartir mi vida y mi sexualidad. Existen varios tipos de familias, uniones y convivencia social. Tengo derecho a decidir libremente con quién compartir mi vida, mi sexualidad, mis emociones y afectos. Ninguna de mis garantías individuales debe ser limitada por esta decisión. Nadie debe obligarme

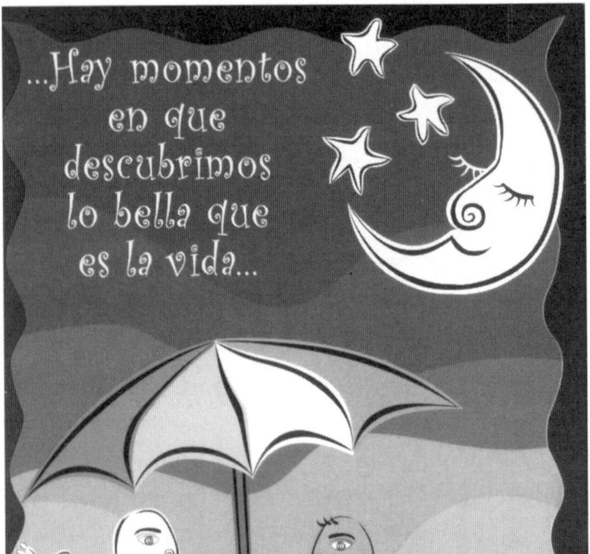
...Hay momentos
en que
descubrimos
lo bella que
es la vida...
CECASH
JUVENTUD

a contraer matrimonio o a compartir con quien yo no quiera mi vida ni mi sexualidad.

Derecho al respeto de mi intimidad y mi vida privada. Mi cuerpo, mis espacios, mis pertenencias y la forma de relacionarme con los demás son parte de mi identidad y privacía. Tengo derecho al respeto de mis espacios privados y a la confidencialidad en todos los ámbitos de mi vida, incluyendo el sexual. Sin mi consentimiento, ninguna persona debe difundir información sobre los aspectos sexuales de mi vida.

Derecho a vivir libre de violencia sexual. Cualquier forma de violencia hacia mi persona afecta el disfrute pleno de mi sexualidad. Tengo derecho a la libertad, a la seguridad jurídica y a la integridad física y psicológica. Ninguna persona debe abusar, acosar, hostigar o explotarme sexualmente. El Estado debe garantizarme el no ser torturado(a), ni sometido(a) a maltrato físico, psicológico, abuso, acoso o explotación sexual.

Derecho a la libertad reproductiva. Las decisiones sobre mi vida reproductiva forman parte del ejercicio y goce de mi sexualidad. Como hombre o mujer joven tengo derecho a decidir, de acuerdo con mis deseos y necesidades, tener o no hijos, cuántos, cuándo y con quién. El Estado debe respetar y apoyar mis decisiones sobre mi

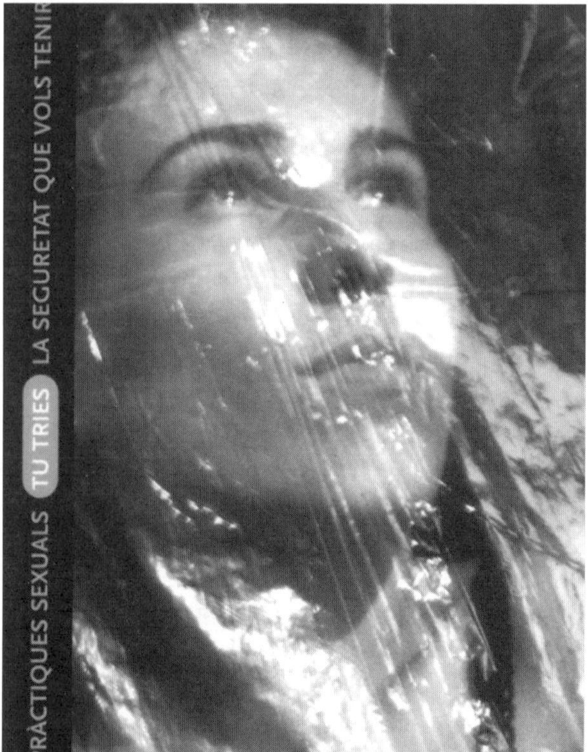
EN LES TEVES PRÀCTIQUES SEXUALS TU TRIES LA SEGURETAT QUE VOLS TENIR
gl
stop sida
coordinadora gai-lesbiana

vida reproductiva, brindándome la información y los servicios de salud que requiero, haciendo efectivo mi derecho a la confidencialidad.

Derecho a la igualdad de oportunidades y a la equidad. Las mujeres y los hombres jóvenes, aunque diferentes, somos iguales ante la ley. Como joven tengo derecho a un trato digno y equitativo y a gozar de las mismas oportunidades de desarrollo personal integral. Nadie, bajo ninguna circunstancia, debe limitar, condicionar o restringir el pleno goce de todos mis derechos individuales, colectivos y sociales.

Derecho a vivir libre de toda discriminación. Los jóvenes somos diversos y, por lo tanto, tenemos diferentes formas de expresar nuestras identidades. Tengo derecho a que no se me discrimine por mi edad, género, preferencia sexual, estado de salud, religión, origen étnico, apariencia física o por cualquier otra condición personal. Cualquier acto discriminatorio atenta contra mi dignidad humana. El Estado debe garantizarme la protección contra cualquier forma de discriminación.

Derecho a la información completa, científica y laica sobre la sexualidad. Para decidir libremente sobre mí vida sexual necesito información. Tengo derecho a recibir información veraz, no manipulada o sesgada. Los temas relativos a la información sobre sexualidad deben incluir todos los componentes de ésta: el género, el erotismo, los vínculos afectivos, la reproducción y la diversidad. El Estado debe brindar información laica y científica de manera continua de acuerdo con las necesidades particulares de los jóvenes.

Derecho a la educación sexual. La educación sexual es necesaria para el bienestar físico, mental, social y para el desarrollo humano, de ahí su importancia para los jóvenes. Tengo derecho a una educación sexual sin prejuicio que fomente la toma de decisiones libre e informada, la cultura del respeto a la dignidad humana, la igualdad de oportunidades y la equidad. Los contenidos sobre sexualidad en los programas educativos del Estado deben ser laicos y científicos, estar adecuados a las diferentes etapas de la juventud y contribuir a fomentar el respeto a la dignidad de los jóvenes.

Derecho a los servicios de salud sexual y a la salud reproductiva. La salud es el estado de bienestar físico, mental y social de las personas. Tengo derecho a recibir los servicios de salud sexual gratuita, oportuna, confidencial y de calidad. El personal de los servicios de salud pública no debe negarme información o atención bajo ninguna condición y éstas no deben estar sometidas a ningún prejuicio.

Derecho a la participación en las políticas públicas sobre sexualidad. Como joven puedo tener acceso a cualquier iniciativa, plan o programa público que involucre mis derechos sexuales y a emitir mi opinión sobre los mismos. Tengo derecho a participar en el diseño, implementación y evaluación de políticas públicas sobre sexualidad, salud sexual y reproductiva; a solicitar a las autoridades gubernamentales y a las instituciones públicas que construyan y promuevan los espacios y canales necesarios para mi participación, así como asociarme con otros jóvenes para dialogar, crear y promover acciones propositivas para el diseño e implementación de políticas públicas que contribuyan a mi salud y bienestar. Ninguna autoridad o servidor público debe negar o limitar, de manera injustificada, la información o participación referente a las políticas públicas sobre sexualidad.

Estigma y discriminación por VIH/sida

El estigma asociado al VIH y al sida tiene su anclaje en numerosas fuentes. Comprender las mismas resulta esencial para poder desarrollar respuestas efectivas. La epidemia ha puesto en juego temores y ansiedades de profundo arraigo, tales como el

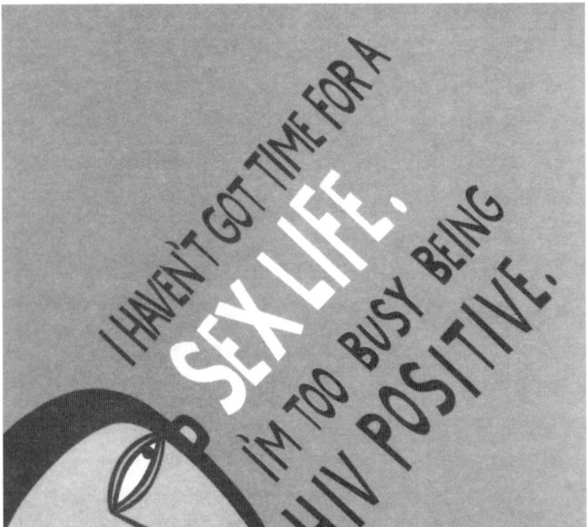
I HAVEN'T GOT TIME FOR A
SEX LIFE.
I'M TOO BUSY BEING
HIV POSITIVE.

temor a los gérmenes y a la enfermedad, el temor a la muerte, y las múltiples ansiedades relacionadas con la sexualidad, entre otros. Existen, además, semejanzas importantes entre el estigma y la discriminación por VIH/sida y algunas de las reacciones sociales negativas detonadas a partir de enfermedades como la lepra, la tuberculosis y el cáncer.

En un nivel superficial, la escasa comprensión, los mitos sobre transmisión, la asociación inicial de la infección con grupos socialmente marginados (como las trabajadoras sexuales y los hombres homosexuales), la falta de disponibilidad de tratamientos, la imagen de incurabilidad transmitida por los medios de difusión, y el temor al contagio y a la muerte, se encuentran entre los numerosos elementos asociados al estigma por VIH/sida. Sin embargo, en la base de todos ellos subyacen otros factores que contribuyen a la devaluación de las personas consideradas como infectadas, o en riesgo de infectarse.

Se considera que las verdaderas raíces del estigma asociado al VIH/sida descansan profundamente en las estructuras genéricas (de género), económicas, raciales y sexuales, que pueden ser encontradas en cada sociedad. No constituye una coincidencia el hecho de que los numerosos estigmas asociados a esta enfermedad se encuentren relacionados con las divisiones e inequidades de género (como la creencia de que sólo las "mujeres malas" se infectan), con las divisiones raciales y étnicas (la creencia de que el sida constituye una enfermedad africana u occidental), con las diferencias en el estatus económico (expresado en las consideraciones de que son las personas pobres o ricas quienes se infectan), y con las relaciones y divisiones sexuales (la creencia de que sólo las trabajadoras sexuales, las personas "promiscuas" y los homosexuales son los que pueden infectarse con el virus).

Comprender la interrelación entre el estigma por VIH/sida y estas fuerzas más profundas resulta vital si queremos desarrollar respuestas efectivas. El estigma asociado al sida no es algo que reside solamente en las mentes de las personas. Por el contrario, constituye un *producto social* con profundas raíces en la sociedad. Enfrentar el estigma, y la discriminación a que da lugar, exige por tanto de sólidas medidas, esto es, de intervenciones que vayan más allá de las expresiones superficiales para profundizar en las estructuras y causas radicales subyacentes.

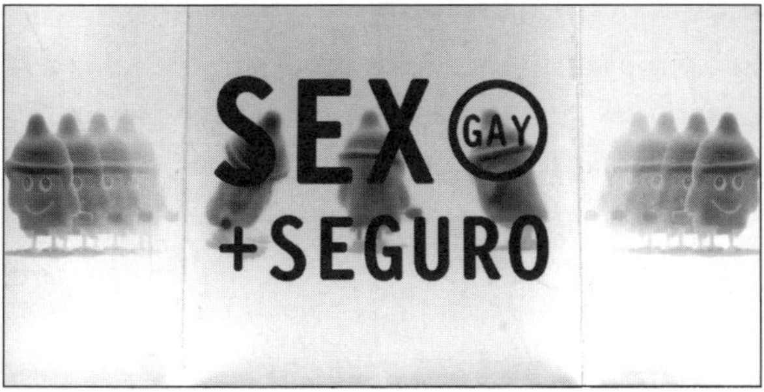

Discriminación

El estigma resulta perjudicial en sí mismo, puesto que puede conllevar a sentimientos de vergüenza, culpa y aislamiento, y también porque la expresión de ideas prejuiciadas puede conducir a las personas a hacer cosas, u omitir otras, que terminan dañando, rechazando o negando los derechos de los otros.

En este sentido el personal de un hospital o prisión, por ejemplo, puede intentar negar servicios médicos a una persona que vive con VIH/sida, o los empleadores pudieran intentar despedir a trabajadores sobre la base del hecho de estar infectados.

Tales actos constituyen lo que entendemos como discriminación. Expuesta de manera breve, la discriminación se expresa cuando se realiza una distinción contra una persona, y ello se traduce en un trato injusto sobre la base de su pertenencia (o la creencia de que pertenece) a un grupo particular. La discriminación, obviamente, puede expresarse en diferentes niveles: como individuo, como comunidad o como sociedad en su conjunto.

A nivel mundial han existido diferentes formas de expresión de la discriminación hacia el sida. Incontables personas que viven con el virus (o que se cree que están infectadas) han sido segregadas y marginadas en escuelas y hospitales; rechazadas en empleos; denegados sus derechos de casarse y de conformar relaciones duraderas; requeridas para someterse a exámenes de VIH a partir de la realización de viajes, o incluso como requisito para retornar a su país de origen; les ha sido negado el acceso a tratamientos con medicamentos y han sido atacadas, o incluso asesinadas, debido a su estatus como seropositivo.

Como resultado de esta discriminación se violan los derechos de las personas que viven con el virus y la enfermedad (también resultan afectados frecuentemente los derechos de sus familias), tan sólo por el hecho de saberse o presumirse que tienen VIH/sida. Esta violación de los derechos multiplica el impacto negativo de la epidemia en todos los niveles.

A nivel individual, por ejemplo, aumentan la ansiedad y el estrés, factores que en sí mismos contribuyen a empeorar el estado de salud. A nivel comunitario, familias y grupos enteros se avergüenzan, encubren su asociación con la epidemia, y retiran su participación de respuestas sociales más positivas. Y en el nivel de la sociedad, como un todo, la discriminación contra las personas que viven con VIH/sida y el abuso de los derechos humanos, refuerzan la creencia equivocada de que resulta aceptable que estas personas sean culpadas y condenadas al aislamiento y al silencio.

Un círculo vicioso se produce entre el estigma, la discriminación y la violación de los derechos humanos. Esto puede ser representado en el siguiente diagrama:

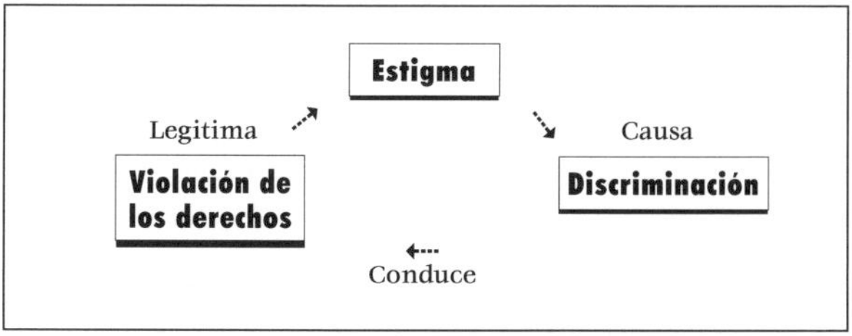

La asociación entre estigma, discriminación y derechos humanos debe ser reconocida de forma clara; primero porque vivir libre de discriminación constituye un derecho humano, en segundo lugar un marco de derechos humanos permite el acceso a mecanismos procesales, institucionales y de supervisión para hacer cumplir los derechos de las personas que viven con VIH/sida y para luchar en contra de la discriminación.

Para enfrentar exitosamente la estigmatización y la discriminación debemos primero comprender en qué consisten estos fenómenos y cuál es su origen. Contrario a la creencia popular, el estigma y la discriminación no son eventos aislados, sino procesos sociales conectados con fuerzas profundamente poderosas enclavadas dentro de las estructuras de la sociedad. Abordarlas exitosamente, por lo tanto, requiere de esfuerzos para reducir sus diversas formas de expresión, junto con la acción para enfrentar sus causas fundamentales. Se requiere que hagamos acciones en cada uno de los campos identificados como clave, lo que incluye la educación, el área laboral, los aspectos legales, los servicios sociales, los servicios de salud, la prevención y el tratamiento.

Se necesitan tomar medidas concretas para asegurar una amplia accesibilidad a los servicios y tratamientos. Ayudar a las personas a comprender que es posible vivir de manera satisfactoria con VIH/sida, y reconocer que los avances en términos

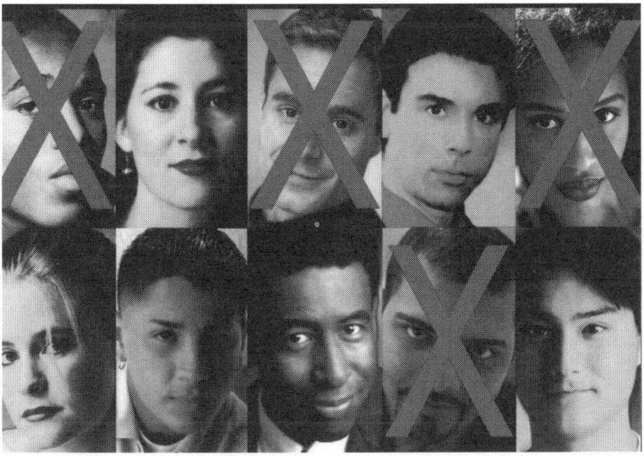

Cuatro de diez muertes por sida en Estados Unidos, están relacionadas con el abuso de las drogas.

de tratamientos prometen esperanzas reales para el futuro, constituyen un paso importante en la reducción de los temores y ansiedad existentes alrededor de la epidemia. Ampliar la accesibilidad a tratamientos con medicamentos también puede ayudar a reducir la estigmatización y la discriminación a medida que el temor de la comunidad disminuya.

Derechos de las personas que viven con VIH

La protección de los derechos humanos es una parte fundamental de una respuesta eficaz a la epidemia de sida en el nivel individual, nacional y mundial. El VIH golpea con más fuerza donde los derechos humanos están menos protegidos, en particular entre las personas y comunidades que se encuentran en el margen de la sociedad, como los profesionales del sexo, los consumidores de drogas intravenosas y los hombres que tienen relaciones homosexuales. En cambio, la protección de los derechos humanos aumenta las posibilidades de protegerse a sí mismas y de proteger a otras personas del riesgo de contraer la infección por el VIH, ayuda a reducir su vulnerabilidad y les presta asistencia para afrontar las consecuencias de la epidemia.

Cartilla de derechos humanos para personas que viven con VIH/sida

Vivir con VIH no es motivo para restringir los derechos fundamentales, ya que todos los seres humanos nacen igual en dignidad y derechos. La ley protege a todos por igual, en consecuencia, no debes sufrir discriminación de ningún tipo.

Para quienes son discriminados por sus características de género, edad, religión, preferencia sexual, condición social, condición física o mental, situación jurídica o calidad migratoria, el tener VIH o sida no debe ser motivo de agravar su condición.

Nadie está obligado a someterse a la prueba de detección de anticuerpos de VIH, ni a declarar que viven con VIH o sida. Si de manera voluntaria decide someterse a la prueba, tiene derecho a recibir antes y después de la misma, información suficiente y que los resultados sean manejados de manera confidencial.

La aplicación de la prueba no será considerada requisito para recibir atención médica, obtener empleo, contraer matrimonio, formar parte de instituciones educativas o tener acceso a servicios.

El resultado positivo no es causal para la negación de servicios de salud, la rescisión de un contrato laboral, la expulsión de una escuela, el desalojo de una vivienda, la limitación de tránsito dentro del territorio nacional, la salida del país o el ingreso al mismo.

Las personas que viven con VIH/sida no deben ser objeto de detención ilegal, aislamiento, segregación social o familiar.

Toda persona tiene derecho a ejercer su sexualidad de manera libre y responsable.

Con la finalidad de proteger a quienes viven con VIH/sida, todas las personas tienen derecho a asociarse libremente y afiliarse a instituciones sociales o políticas.

Todas las personas tienen derecho a buscar, recibir y difundir información precisa, documentada con el lenguaje accesible sobre todo lo relacionado con el virus y la enfermedad.

Como usuario de los servicios de salud se tiene derecho a la prestación de servicios oportuno y de calidad idónea, a la atención personal y éticamente responsable, a un trato respetuoso y digno, así como a que el historial médico se maneje de manera confidencial.

Las personas que viven con VIH/sida tienen derecho a buscar y recibir información completa sobre su enfermedad, sus consecuencias, alternativas, posibles tratamientos a los que pueda someterse, así como a la información sobre riesgos y pronósticos. También tienen derecho a los servicios establecidos de asistencia médica y social, que tengan como objetivo mejorar su calidad y tiempo de vida.

Los usuarios de los servicios de salud tienen derecho a conocer los procedimientos establecidos por las instituciones de salud para presentar una queja, reclamo o sugerencia ante cualquier irregularidad en la prestación de los servicios.

A los padres que viven con VIH/sida no se les debe negar su derecho a la patria potestad de sus hijos, ni el derecho a designar al tutor que deseen cuando ya no les sea posible hacerse cargo de ellos o, en su defecto, a contar con la protección de instituciones de asistencia social.

Los niños que viven con VIH/sida tienen derecho a recibir los servicios de salud, educación y asistencia social en igualdad de circunstancias.

Toda persona tiene derecho a una muerte y a servicios funerarios dignos.

Algunas reflexiones

El VIH no es nada más un problema de salud

El contexto social y económico de las personas es el que configura el comportamiento relacionado con la posibilidad de infectarse. La autonomía de las personas se ve limitada por muchos factores y fuerzas y las hace especialmente vulnerables tanto a la infección como a un sufrimiento inútil una vez infectadas.

La posición social inferior de las mujeres; el abuso de poder de personas mayores o más ricas; la intolerancia frente a minorías raciales, religiosas o sexuales; la pobreza o el trafico que conduce al trabajo sexual; la violencia doméstica y las violaciones; los conflictos militares y la emigración laboral; la discriminación contra las personas afectadas por el VIH; la falta de servicios de consejería y diagnóstico para VIH; falta de condones y la falta de atención médica y apoyo para los que están ya infectados, nos llevan a los ámbitos civil, político, económico, social y cultural.

¿Por qué hablamos antes de los derechos?, porque muchos de los factores que afectan la vulnerabilidad al sida se originan por una falta de respeto de los derechos de las mujeres y los niños, de los jóvenes y las minorías con preferencias sexuales diversas, el derecho a la información y a la educación; la libertad de expresión y asociación, los derechos a la libertad y la seguridad, el derecho a no ser tratado de forma inhumana o degradante, y el derecho a la intimidad y la confidencialidad. Todos estos factores impiden que se obtenga información, que se obtengan condones, que se obtenga consejería y diagnóstico.

En general, las personas con más educación llevan vidas más sanas y productivas. La educación y la información son derechos humanos fundamentales. Cuando a los niños y a los jóvenes se les niega la información, la educación y los conocimientos prácticos para hacer frente al VIH, se les despoja de la capacidad para reducir su propio riesgo de infección.

En un trabajo realizado con jóvenes de la Ciudad de México, de nivel medio superior (preparatoria) en 12 planteles diferentes, se encontraron los resultados que se muestran en las gráficas del recuadro.

Encuesta realizada a 712 jóvenes de 12 planteles de nivel medio superior de la Ciudad de México por "La Manta de México"

¿Sabes qué es sexualidad?

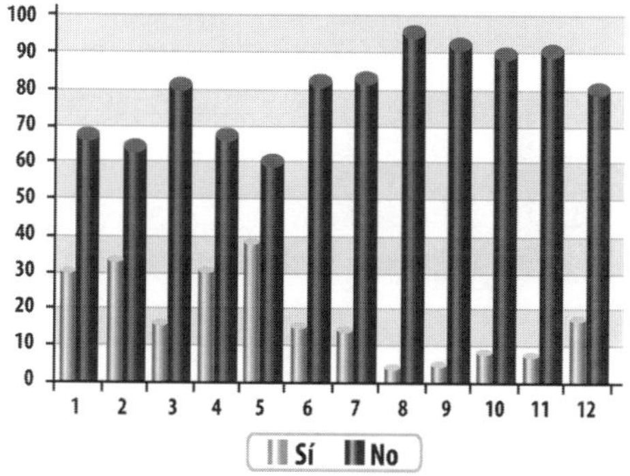

¿Existen diferencias entre sexo y género?

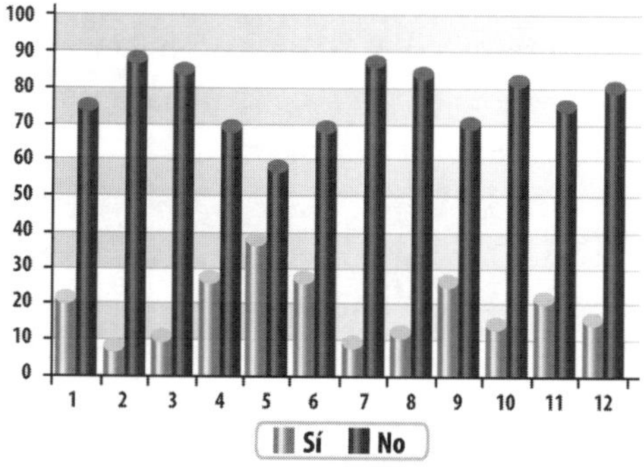

¿Dónde acostumbras resolver tus dudas?

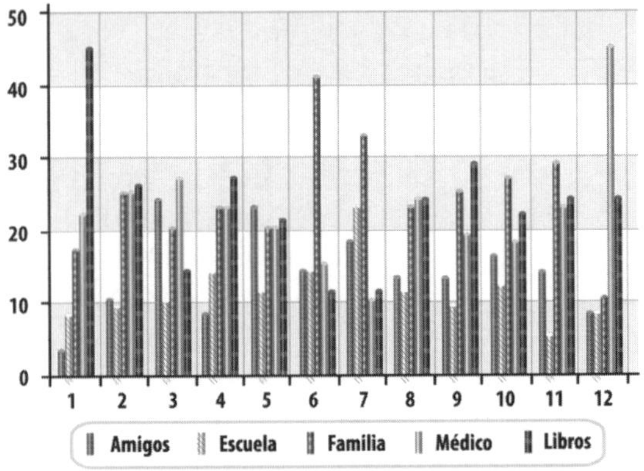

¿Sabes qué es el VIH/sida?

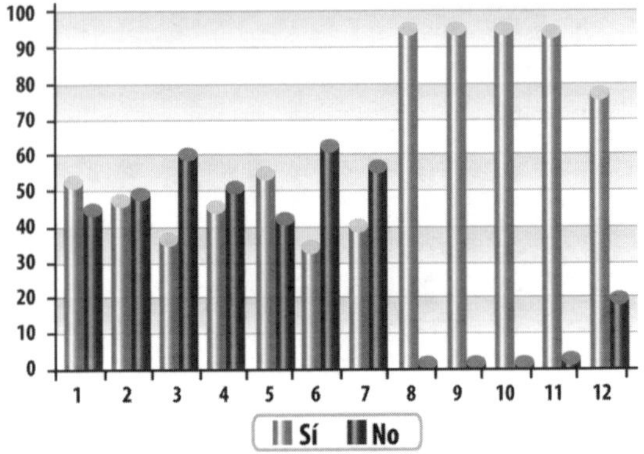

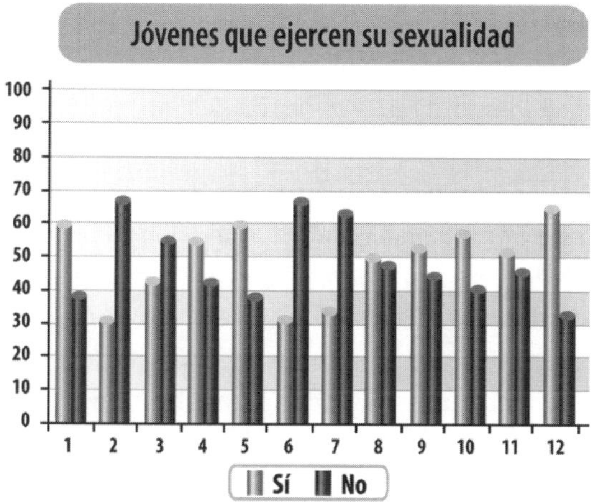
Jóvenes que ejercen su sexualidad
100
90
80
70
60
50
40
30
20
10
0
1
2
3
4
5
6
7
8
9
10
11
12
Sí
No

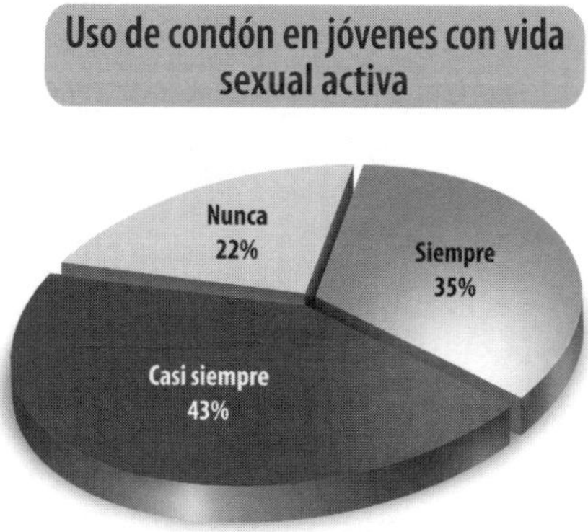
Uso de condón en jóvenes con vida sexual activa
Nunca
22%
Siempre
35%
Casi siempre
43%

Las barras representan el porcentaje de jóvenes que respondieron sí o no a cada una de las preguntas en cada uno de los planteles. La mayoría de nuestros jóvenes estudiantes no saben qué es la sexualidad ni las diferencias entre sexo y género. Cuando analizamos la respuesta de en dónde resuelven sus dudas, vemos que la escuela no está contribuyendo a resolver esta área de educación.

El análisis de la pregunta, ¿sabes qué es el VIH/sida?, es interesante: de los planteles 8 al 12 habían tenido una jornada de información sobre VIH/sida el semestre anterior y se observa que aproximadamente 90% de los jóvenes ya saben qué es; sin embargo, de los planteles 1 al 7 sólo la mitad lo saben. ¿Qué está pasando con nuestro sistema educativo?

Finalmente analicemos qué comportamiento tienen los jóvenes que ya ejercen su sexualidad. En la gráfica se muestra que un poco más de la mitad de los entrevistados ya tienen vida sexual activa; sin embargo, la gráfica siguiente nos indica que sólo 35% de ellos utilizan siempre condón.

En 1994 se realizó un estudio sobre la transmisión del VIH a 256 parejas heterosexuales estables en las que uno de ellos estaba infectado por el virus. Dicho estudio demostró que a los cuatro años

48% de las parejas que siempre usaron condón en 15 000 relaciones (vaginales o anales) ninguna de ellas resultó infectada, mientras que en 47% de las parejas que no siempre lo usaron (12 000 coitos) se infectaron 12 personas. O sea, el condón usado consistentemente siempre previene la transmisión.

Impacto socioeconómico del VIH en el mundo

Es bien conocido que las enfermedades infecciosas no se distribuyen igualmente entre diferentes sociedades ni en los diferentes sectores de una sociedad. Desde los años sesenta la mayoría de los países han mostrado avances importantes en el desarrollo humano. La disminución de la mortalidad infantil y el aumento de la esperanza de vida al nacer nos indicaban que aun los países menos desarrollados mejoraron continuamente; así, por ejemplo, Zimbabwe incrementó de la década de los sesenta a la de los setenta más de cinco años de esperanza de vida al nacer.

La aparición del VIH/sida ha significado que los países pierden población joven y productiva, se tambalean las economías de los países más afectados y los hogares se hunden en una pobreza más profunda. El impacto demográfico del VIH en

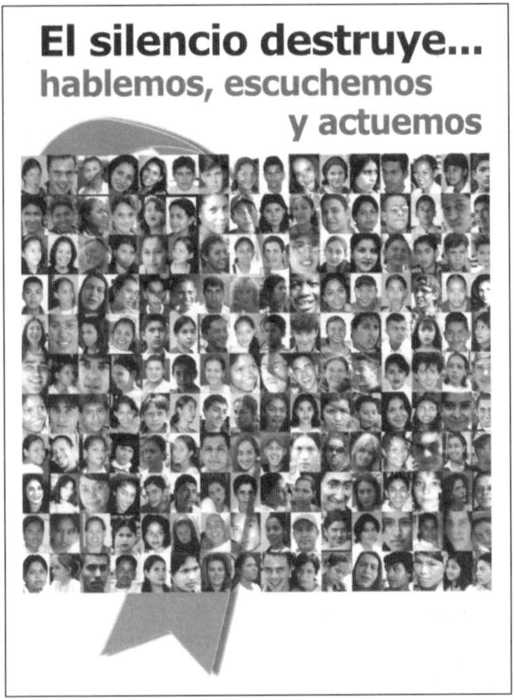

el ejemplo que usábamos de Zimbabwe indica que a partir de los ochenta inicia su retroceso y en la actualidad la esperanza de vida al nacer es la misma que era en los años cincuenta.

Otros datos indican que en varios países la mortalidad infantil, que tanto esfuerzo costó reducir, ha aumentado entre 20 y 40% a causa del sida; por otro lado, el porcentaje de personas que viven en extrema pobreza incrementó de 45 a 51 por ciento.

Impacto en los hogares

En muchos casos, la presencia del sida significa la disolución de la familia al fallecer los padres. En un estudio en Zambia, el ingreso mensual disminuyó más de 80% al fallecer el padre. En otros estudios no sólo se encuentra la disminución de los ingresos debido a la enfermedad de algunos miembros de la familia, sino también el hecho de que otros miembros pueden dedicar menos tiempo y esfuerzo a actividades generadoras de ingresos.

En Tailandia 41% de las familias afectadas por el sida había vendido tierra, 57% gastó sus ahorros y 24% pidió dinero prestado.

Impacto en la seguridad alimentaria

El VIH/sida plantea una amenaza importante para la seguridad alimentaria, sobre todo en zonas rurales, por el descenso de la producción y la pérdida de mano de obra, tierra, ganado y otros bienes de las familias, al mismo tiempo que dificulta el acceso a los alimentos a medida que los hogares tienen menos dinero para comprar comida.

Impacto en el sector salud

En todos los países la epidemia de VIH/sida está generando una gran presión sobre el sector salud. Por un lado, aumenta la demanda de asistencia, pero también aumenta el número de víctimas entre los profesionales de la salud. En algunos países se reporta que la mitad de las camas en algunos centros hospitalarios son ocupadas por personas con VIH/sida.

Impacto en la educación

El VIH/sida ha traído como consecuencia en varios países una disminución en el número de estudiantes. Por una parte, los niños tienen que cuidar a sus padres o no hay dinero en la familia para los gastos escolares; por otro, el sida ha bajado la tasa de natalidad y hay más niños infectados que no sobreviven, con lo que ha disminuido la asistencia en las escuelas. En Sudáfrica en 2001 la matrícula para el primer año escolar fue 20% menor que en 1998. El impacto sobre los maestros también está siendo importante y algunos países

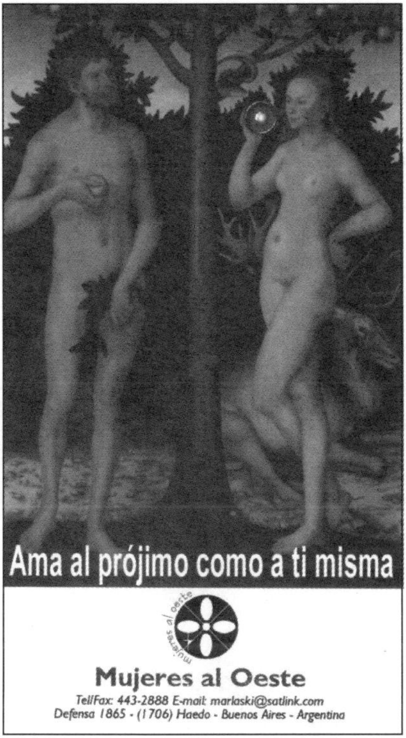

tienen dificultades para formar suficientes nuevos maestros al fallecer los actuales.

Ustedes se preguntarán si este panorama tan abrumador es el que nos espera a toda la humanidad. Por lo pronto, hay diversas regiones del mundo en las cuales ésta es la realidad actual.

Latinoamérica todavía no se encuentra en una situación tan dramática, pero el número de personas infectadas sigue aumentando, por lo que hay que tomar medidas que logren evitar que lleguemos a esos niveles de infección.

Acceso a tratamiento especializado

Para los individuos, la posibilidad de acceder al tratamiento de antirretrovirales marca la frontera entre la vida y la muerte. Para la sociedad, representa la pérdida de recursos humanos en edad productiva y el riesgo de incrementar la agresividad del virus.

Actualmente la disponibilidad de tratamiento antirretroviral para las personas afectadas por el VIH, aunque no significa la cura de la infección, permite mejorar la calidad de vida y el tiempo de sobrevida. Sin embargo, en la actualidad, más de seis millones de personas que viven en países de ingresos bajos o medios necesitan tratamiento inmediatamente o morirán en los próximos dos años, y menos de 7% lo están recibiendo. La limitante mayor para acceder al tratamiento antirretroviral es económica, y aunque los precios fijados por las grandes compañías farmacéuticas han disminuido, en algunos países todavía son inalcanzables.

Cómo podemos todos contribuir a su control

La prevención debe orientarse a combatir todas las formas posibles de transmisión del VIH considerando las características de la población a la que se dirige. Los elementos indispensables son:

- Información y educación sobre VIH/sida.
- Programas de cambio de comportamiento específicos para jóvenes, grupos vulnerables y para personas viviendo con VIH.
- Promoción del uso de condones femenino y masculino como opción de prevención.
- Acceso a consejería y pruebas de diagnóstico.
- Acceso a prevención y tratamiento de infecciones de transmisión sexual.
- Prevención entre mujeres embarazadas para evitar la transmisión materno-infantil.
- Programas de reducción de daño para usuarios de drogas intravenosas ilegales.
- Medidas de seguridad para la sangre que se transfunde.
- Medidas de bioseguridad entre el personal de salud.
- Educación comunitaria y cambios en leyes y políticas para contrarrestar el estigma y la discriminación.
- Reducción de la vulnerabilidad a través de cambios sociales, legales y económicos.

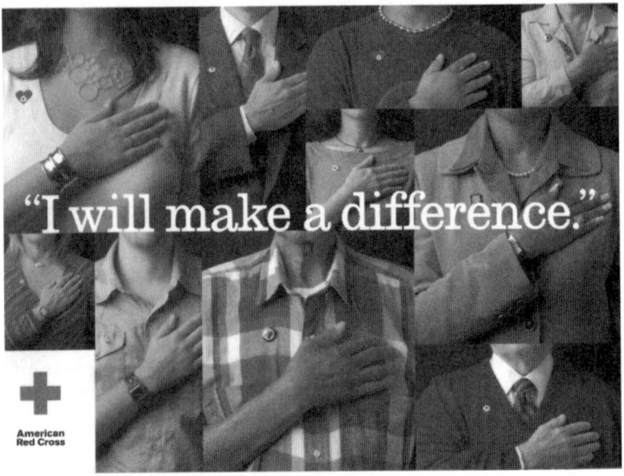

Los jóvenes son especialmente vulnerables al VIH pero también son la mayor esperanza para cambiar el curso de la epidemia. Con las herramientas adecuadas y el soporte necesario pueden ser los mayores agentes del cambio. Hay factores como inicio sexual temprano, el sexo con generaciones mayores y las disparidades de género que nos indican que no sólo la educación protegerá a los jóvenes de la infección. Se necesita acceso a servicios de salud confidenciales, acceso a condones y protección de los derechos de los jóvenes y de las diversidades sexuales.

Tres historias

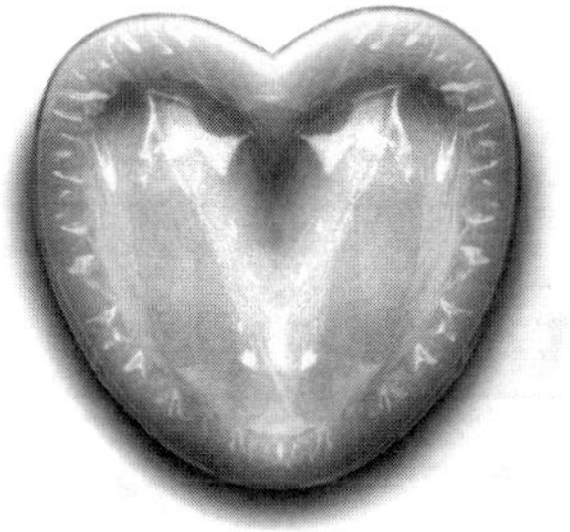

Niza

No me siento víctima

Comencé teniendo molestias vaginales recurrentes, me hicieron un papanicolao en la Secretaría de Desarrollo Social, donde trabajaba, y salí con una displasia. Las molestias se incrementaron y se añadieron otras como fiebres y cansancio; me practicaron entonces una colposcopía y me detectaron virus del papiloma humano. Inicié un tratamiento, pero no hubo mejoría notable, así que pedí la prueba de sida. El médico no hallaba cómo decirme el resultado, me dijo que mi vida iba a cambiar, que iba a ser difícil, que tenía que hablar con mis parejas anteriores. Le pedí me dijera de una vez si el resultado era positivo, pero optó por no entregarme el resultado hasta no estar totalmente seguro, y me regaló los análisis de la carga viral. Fue cuando se confirmó el resultado positivo.

Al llegar a casa le hablé a tres de mis exparejas, entre ellas al padre de mi hijo, para comunicarles el resultado de los análisis. Luego me solté a llorar, no pude dormir esa noche ni las siguientes. Estuve así tres días. Después le hablé a mi hermana y a una amiga, quienes trataron de consolarme. Mi hermana, que es cristiana, me llevó con el pastor de su iglesia y me tranquilizó mucho platicar con él. A mi madre se lo dije en persona; no recuerdo mucho su reacción, porque ella nunca ha sido muy expresiva conmigo, sólo me hizo algunas preguntas.

Mi papá me apoya, aunque a veces no esté de acuerdo con las cosas que hago, pero prefiere no entrar en conflictos conmigo. Debido a que desde muy chica siempre he tomado mis propias decisiones, ellos piensan que soy fuerte y saldré adelante; saben que seguiré luchando y, por lo mismo, suponen que no necesito ayuda ni apoyo de nadie. Pero eso no es real. Me gustaría que mi mamá me acompañara al hospital, pues me da pánico ir a cancerología: es un hospital muy triste, muy deprimente, siempre tengo miedo de que me den una mala noticia. He recibido ya muchas malas noticias a partir de mi resultado, y siempre las recibí yo sola.

Sospecho que mi hijo ya lo sabe, aunque nunca se lo he dicho de manera abierta. Hablamos del sida y conoce mi trabajo en la Red (personas que viven con VIH/sida); me ve tomar medicamentos, sabe que acudo al médico y a la Clínica Condesa (especializada en VIH).

No culpo a nadie de mi seropositividad. En todo caso, soy víctima de mí misma. Yo cuidaba mucho mi cuerpo, nunca me he drogado, no fumo y casi no tomo alcohol. La responsabilidad de la relación era mía y de la otra persona. De quien mayormente sospecho es del papá de mi hijo. Si él fue, es muy probable que lo supiera. Sentí mucha rabia y coraje contra mí misma. Me ha costado mucho trabajo superarlo, sentí que yo misma me había traicionado y que había traicionado a mi hijo también.

Hace tres años ya del diagnóstico y uno de esos años lo pasé como en el limbo, porque me sucedieron muchas más cosas. Ese mismo año del diagnóstico positivo, me quedé sin empleo, sin dinero y sin seguridad social; antes de que me entregaran mi resultado fallecieron dos parientes muy cercanas, una de ellas estuvo cinco meses en el hospital; además, estaba yo en un proceso de demanda con el papá de mi hijo peleando la patria potestad, y temía que usara el resultado de mi diagnóstico para perjudicarme. No tuve mucho tiempo para pensar ni para ocuparme de otra cosa.

Me empezaron a atender en el INER y ahí sigo hasta la fecha. La atención es buena en general, aunque he tenido un poco de conflicto con mi médico; él se enoja, con justa razón, porque yo no he seguido el tratamiento como se debe. En el hospital de la mujer no me quisieron atender, se negaron a abrirme expediente sin explicación alguna. Me sentí triste, devaluada. La directora de relaciones públicas de ese hospital me remitió a Conasida, donde expuse mi situación. Ahí me dieron una carta para el INER y otra para cancerología. En este último instituto, el primer día de consulta la enfermera me habló un poco fuerte preguntándome si llevaba un espejo vaginal desechable. Le dije que no, no sabía que tenía que llevarlo. "Bueno", me dijo, "te vamos a prestar uno, pero nos lo tienes que reponer porque si no, no te entregamos tu carnet".

Entré a la consulta, me lastimaron muchísimo, y aparte de que iba sola y estaba lastimada, tuve que salir a buscar en una farmacia el famoso espejo para que me entregaran mi carnet. Externé mi enojo y mi sentimiento de haber sido discriminada. El médico y la enfermera negaron que se tratara de discriminación, porque la Secretaría de Salud no tenía suficiente presupuesto y por ello habían resuelto que las personas en situación como la mía llevaran su espejo vaginal desechable.

Al poco tiempo participé en un encuentro nacional de mujeres con VIH donde me invitaron a trabajar en la Red. Ahí me encontré con mujeres en situaciones difíciles como la mía, pero optimistas y afectivas, que le echan muchas ganas; algunas tienen más de 10 años viviendo con VIH y para mí es maravilloso verlas seguir adelante. Otras se la pasan quejándose, no hacen nada por resolver sus problemas y se justifican por tener VIH. Entiendo a quienes les acaban de diagnosticar el VIH y están pasando por el proceso de adaptación, pero hay varias que quieren que una las traiga de la manita y les solucione todos sus problemas. Eso no puede ser, se pueden apoyar en una pero también deben buscar sus medios para salir adelante.

De alguna forma yo no encajo en el esquema de la ama de casa con VIH sin educación sexual. Tengo 31 años de edad y trabajo, tuve una educación a nivel licenciatura, sabía protegerme y sin embargo me infecté. Esto obliga a otras a repensar su vida. Por mi parte he aprendido a cuidarme, a controlar mis emociones negativas porque, de lo contrario, atentaría contra mí misma si, por ejemplo, me hundo en depresiones. También he aprendido a no reprimirme ante personas que me lastiman, ahora pongo límites desde el principio.

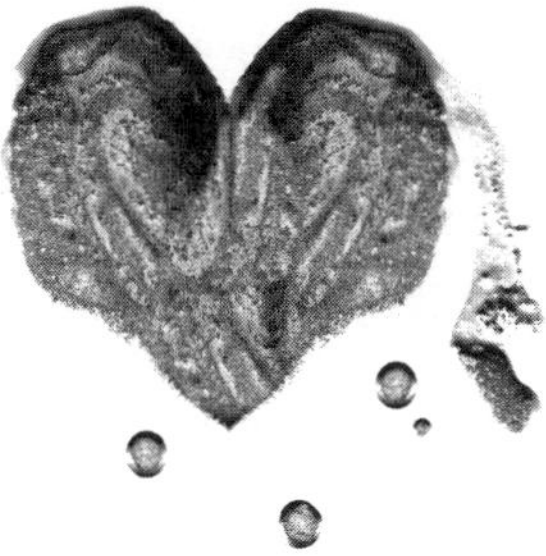

Juan

Soy Juan Sánchez, tengo 27 años y nací en la parte conurbada del Distrito Federal. Soy el cuarto hijo de cinco hermanos: cuatro hombres y una mujer. Mi mamá se llama María, tiene 50 años, no fue a la escuela porque desde chica trabajó. Mi papá se llama José, tiene 54 años, es albañil y ha tomado alcohol toda su vida. Siempre vivimos en un solo cuarto. A mí no me gustaba mi casa, el vivir así siempre tan apretados. De pequeño fui un niño muy solitario; aunque mi familia era de bajos recursos nunca nos faltó un regalo el día de Reyes. Yo me acuerdo que siempre hubo qué comer, aunque fueran frijoles. La relación con mis papás, aunque no fue así de mucho cariño, no estábamos acostumbrados a eso, mi mamá era la que más platicaba con nosotros, la que más se preocupaba. Conforme fuimos creciendo unos íbamos a la escuela en la mañana y otros en la tarde; como que cada uno fue asumiendo responsabilidades.

Entrar en la secundaria implicaba así como crecer, el tener que tomar el camión yo solo me hacía sentir grande; siempre fui a la escuela en la mañana. La secundaria fue una de las etapas más bonitas de mi vida, me sentía muy grande por tomar el camión solo y por salir de la colonia. Cuando salimos de la secundaria fue muy difícil para mí, fue un cambio y un impacto fuerte que no podía asimilar. Hice examen para entrar a la preparatoria de la UNAM. ¡Me rechazaron! Fue como enfrentarme a algo que no conocía, lo sentí como mi primer fracaso. Hice examen para bachilleres y entré en enero, pero me fue muy difícil adaptarme al nuevo grupo, me sentía muy aislado. Cuando yo estaba en bachilleres ya era muy fuerte la crisis en mi casa, no había dinero y había que trabajar. En enero de ese año entré a trabajar en una oficina como mensajero y tuve que dejar la escuela. Como había mucha presión como mensajero, mejor aprendí a escribir a máquina y me quedé en las oficinas y ya no tenía que salir a la calle y eso me motivó mucho. En el trabajo había dos chavos que eran *gays* y esto me permitió conocer otros lugares: discos, toda la parte del ambiente *gay* que no conocía.

Estaba en bachilleres cuando tuve mi primera relación sexual y donde conocí a otros amigos con problemáticas diferentes; es cuando inicia más mi actividad sexual y surgen mis inquietudes de las relaciones de pareja. Y entonces tenía a mi amigo heterosexual que lo quería mucho e iba y le contaba todo lo que mi amigo *gay* me decía, porque además era mi primer amigo *gay* quien sí estaba muy definido y aceptaba muy bien su homosexualidad; era una de las cosas que me sorprendía mucho y me gustaba que me las platicara, pero yo iba y las compartía con mi otro amigo y mi amigo *gay* sintió que lo traicioné.

En octubre de ese año es cuando me dan el resultado positivo al VIH, me hacen estudios porque empiezo a presentar un cuadro de candidiasis que es como una infección en la boca; me dan tratamiento y no se me quita, me toman un exudado de la faringe y entre ellos la prueba del VIH.

Entre los 15 y los 18 años es cuando empecé a ejercer más mi sexualidad. Entonces, es en esa etapa cuando me contagié. Cuando me dan el resultado ya tenía alguna información sobre el sida, había ido a ver una obra sobre el tema pero uno se cree ajeno al problema y con la idea de que le daba a los homosexuales o a cierto grupo de homosexuales. No lo creía, era un chavo de 20 años con el rollo de empezar a conocer, de empezar a salir, de ligue, era en esta etapa que andaba de caliente y, bueno, ya salgo positivo a la prueba.

Hay una parte como que se me borra, no me acuerdo bien del momento en que me lo dicen ni cómo me lo dicen. Lo que más me preocupaba en ese momento era mi familia. Salí del hospital, me fui a caminar, caminé mucho por el centro, no me acuerdo a qué horas llegué a mi casa, sólo me acuerdo al otro día en la oficina platicándole a uno de mis compañeros llorando. Él fue el que consiguió los datos de Conasida. Mi amigo me acompañó a este lugar a los dos días de haber recibido la noticia.

Ese contacto con Conasida no fue muy agradable: primero me registré en un libreta, yo iba con todo el miedo del mundo. El entrar con la psicóloga y decirme que dependía mucho de mi estado de ánimo, que si me deprimía me iba a morir más pronto, eso me generó más crisis. Yo trabajaba en la colonia Roma y por ahí había un grupo que se llamaba "Círculo Cultural Gay". Hablé para pedir informes y al otro día fui al grupo. La persona que estaba dando la plática me inspiró tanta confianza que cuando terminó me acerqué a él y le dije que a mí me acababan de dar el resultado en el IMSS. Me invitó a la Fundación en la que había un grupo de jóvenes de mi edad, y que me invita a participar.

El día que fui, hablé con él en sesión individual y luego me presentó a los chavos. A mí me sorprendió mucho verlos sonreír: ¿por qué se ríen si están sufriendo?, ¿esto no es suficiente para ellos? Porque yo ya sabía que eran puros chavos que vivían con VIH, chavos entre 17 y 20 años; ahí empezó todo mi proceso.

El entrar a la Fundación fue una lucha personal e individual, pero se ha ido convirtiendo en una lucha por la gente. Ver los grupos de apoyo, los primeros casos de mujeres. Eran mujeres muy humildes; ver cómo organizaban talleres, ver las mujeres en la primera caminata, como que todo eso fue motivándome. El ver las primeras personas que se morían, todo era para mí tan real; finalmente, ya no era un sueño, una ficción. Yo siempre le comentaba a uno de mis amigos que después de ver todo esto ya no aguantaría ver las películas sobre sida, las que salieron primero, porque lo que vería sería sólo pura ficción comparada con lo que veo ahora.

Respecto a mi familia, ha habido mayor acercamiento. La primera vez que me hospitalizaron se lo dije a mis dos hermanos mayores porque mi mamá estaba recién operada: le habían hecho una operación en la cabeza. Mi papá, aunque supuestamente no sabía, estaba todo el día en el hospital pero no sabíamos cómo ponernos a platicar. Ya después de eso, como al año, cuando ya estuve estabilizado física y emocionalmente, fue cuando hablé con mis papás. Mi mamá está así en un proceso similar al que yo viví cuando me dieron el resultado, de negarlo, de no creerlo y de culparse; como me ven bien, ven que estoy luchando, finalmente aceptan.

Las primeras veces que di un testimonio sobre mí, lo que implicaba, pues, dar la cara, no sólo para uno sino para la familia, yo les avisaba y, bueno, pues ellos me apoyaban asumiendo la responsabilidad de lo que implicaba en la colonia que me vieran en la tele, cuando me han visto en mítines o cuando hicimos un plantón en el que nos desalojaron; todas las imágenes que más salen es cuando a mí me están jalando los policías. El apoyo que me da mi familia y verme en este tipo de eventos a ellos les enorgullece. Sí sufrimos las consecuencias en la colonia porque somos la comidilla pero, pos igual, lo somos porque mi hermano, el chico, es alcohólico y no trabaja; pero es como más señalada la parte mía, entre que no quieren preguntar directamente y entre que rumoran.

Después de que vivo un tiempo solo me quedo sin trabajo y tengo que regresar a mi casa; además, mis papás ya sabían qué onda con lo del resultado: "bueno, ponte a estudiar y ahora sí te vamos a dar todo lo que quieras". Sobreprotección, y te empiezan a tratar como enfermo, y me dije: "me tengo que salir".

Yo muchas veces he sido ejemplo para mi familia, si no como el fuerte sí el que ha logrado muchas cosas porque soy el que más se ha paseado.

A veces todo este rollo del sida me absorbió. Como que me he olvidado un poquito de toda esta parte íntima o privada que debo tener, pero ni siquiera el sida, el rollo de que yo lo viviera sino como esta otra parte de estar siempre en la lucha contra el sida, que ha traído muchos problemas a nivel íntimo, a nivel de pareja, a nivel familiar y a nivel propio. Como que es todo lo que me tengo que replantear nuevamente, así como que "a ver, ¿en qué vas a trabajar?, ¿cuál va a ser tu lucha contra el sida?, ¿hasta dónde?, y hasta dónde es tu vida privada".

Actualmente estoy trabajando en una asociación civil donde estoy en el área de capacitación y derechos humanos; batallo mucho con mis medicamentos pero creo que es la única forma de salir adelante, y no pierdo las esperanzas de encontrar una pareja con la cual compartir todo esto.

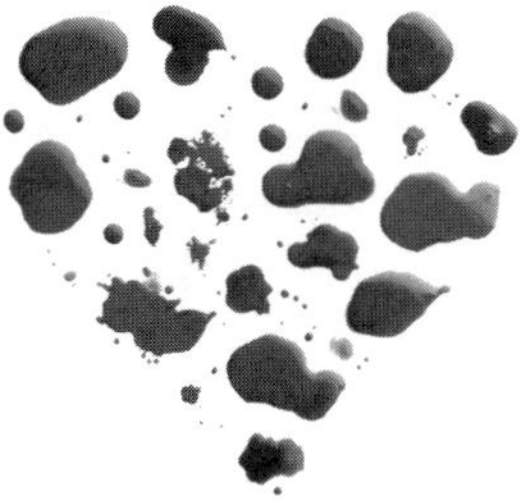

Remontar la noche

No puedo hacer consciente cómo ni a través de qué aprendí a amar lo pequeño, lo débil, lo oculto, porque todo comenzó hace ya tanto tiempo. Dicen que la palabra "recuerdo" significa volver al corazón. Yo he decidido llevar la mirada más allá y adentrarme en lo profundo del corazón de los dos.

No estoy segura de cómo bajé, y tampoco por qué. Mi primera memoria comienza en una de esas tristes tardes de invierno. Llevaba dos semanas comiendo porquerías y durmiendo mal, entre las bancas. Arropada del frío por el velo de mis miedos, junto a una vieja cama de hospital lo conocí.

Tengo una foto en mis manos. Somos nosotros, Ricardo y yo, antes de que todo comenzara; nos la tomaron en el hospital. Estamos los dos, juntos, al lado de mi hija y de otros enfermos del pabellón. Cuando la miro me parece que fue hace tan poco tiempo. Ésa fue la primera vez que hablé con él.

—Me llamo Ricardo —dijo, apretando la voz y tratando tal vez de ocultar el dolor que sentía—, pero mis amigos me conocen por el "Can".

—¿Estás solo?, ¿tu familia no ha venido a visitarte? —pregunté con temor a saber de antemano la respuesta.

—¡No tengo a nadie! —respondió sin poder disimular su ansiedad.

Yo cuidaba de él y, a cambio, él estaba pendiente de mi hija. Fue así como al paso de los días nuestra amistad creció. Una mañana, después de levantar, temeroso, la sábana que lo cubría, me mostró sus esposas, que lo aseguraban a uno de los barrotes de la cama. Apenado, me confesó que estaba preso y que, por su enfermedad, lo habían trasladado de urgencia al hospital.

—No te preocupes —le dije, al tiempo que tomaba su mano entre las mías—, lo sabía y no me importó.

Sin previo aviso, Ricardo fue devuelto al reclusorio cerca de la media noche. No hubo tiempo para despedidas, llegaron por él y lo subieron a una ambulancia custodiada por dos patrullas. Esa misma noche lo habrían de conducir a través del centro hasta su antigua celda.

—¿A quién viene a visitar?

—A Ricardo —le contesté a una mujer de rostro severo que vestía una bata blanca.

—¿Qué es de usted?

—Un amigo.

—Está en el módulo de segregados —respondió categóricamente.

—¿Segregados?

—Después de llegar a la terraza, pida a uno de los custodios que le indique el camino —dijo concluyente, como ajena a mi presencia.

Ésa fue la primera vez que pisé una cárcel, y de no ser por la sonrisa que se dibujó en el rostro de él y por el brillo que a partir de ese día tuvo en la mirada, quizás hubiera sido la última.

—¿Cómo está tu hija? —fueron sus palabras al darme la bienvenida.

—Está bien —le respondí.

Dicen que compartir es como desnudarse: es mostrar al otro lo que realmente somos, lo que tenemos, lo que deseamos, lo que queremos. Y el tiempo que pasamos juntos a partir de ese momento, nos dio la confianza para hacerlo.

—Nunca te he dicho que alguna vez intenté destruirme —me dijo en tono solemne—, no aguantaba la idea de pensar que otros internos o los mismos custodios me señalaran al pasar: "ahí va el sidoso", "ése que va ahí tiene sida". Así que una tarde tomé dos frascos de pastillas, me corté las venas de los brazos y del cuello y, al final, me colgué dentro de mi celda, sólo que unos amigos se dieron cuenta y me alcanzaron a bajar.

Ésa fue, para mí, como nuestra primera intimidad.

La segunda intimidad, la más auténtica, llegó de la mano de los sueños cuando me propuso matrimonio.

—Ya casi salgo de aquí ¡están por liberarme! —me aseguró, quizás pensando en lo que esa noticia significaría para mí—. Si tú quieres, podríamos vivir juntos.

Hubo un silencio durante el cual desfilaron por mi mente las sentencias de mi familia, de mis hermanos: "¿Estás segura de lo que vas hacer? ¡Es un convicto! Piénsalo bien, igual y sólo quiere aprovecharse de ti porque está encerrado."

Pero la más cruda de todas fue la de mi hija: "Ricardo tiene VIH, tienes que saber que lo que sea entre ustedes, no será por mucho tiempo."

Nunca estuve más segura de lo que ahora puedo estar. Sólo sé que lo amé y lo sigo amando todavía. El tiempo que compartimos juntos fue corto; sin embargo, fue el tiempo más feliz de mi vida y también, creo, lo fue para él. Murió hace un año, pero no lo hizo solo. La promesa que nos hicimos delante de Dios una mañana, de amarnos y acompañarnos hasta que llegara la hora de la muerte se cumplió. Murió con la certeza de que yo estaría siempre a su lado.

Dónde acudir

Para obtener más información:

Telsida:
52-07-10-77 o 01 800 712-08-80

Diversitel:
52-72-25-22

Centros de Consejería y Diagnóstico Voluntario en la Ciudad de México:
56-58-11-11 (Locatel)

Referencias consultadas

Unaids:
http://www.unaids.org/en/default.asp

Conasida, México:
http://www.salud.gob.mx/conasida

Biblioteca virtual de Censida:
http://bvssida.insalud.gob.mx

¿Cómo ves? El UHG/*sida*,
editado por la Dirección General
de Divulgación de la Ciencia de
la UNAM, se terminó de imprimir
en noviembre de 2006, en Tipos Futura S.A.
de C.V., ubicados en Francisco González
Bocanegra núm. 47-B, col. Peralvillo,
C.P. 06220, México, D.F.
La edición constó de 2 000
ejemplares y estuvo al cuidado de
Rosanela Álvarez y Kenia Salgado.